Benedikt Simon

Das Benotungssystem für Pflegeheime durch den Medizinischen Dienst der Krankenversicherung (MDK)

Erste Erfahrungen und kritische Würdigung
am Beispiel ausgewählter Transparenzkriterien

Diplomica® Verlag GmbH

Simon, Benedikt: Das Benotungssystem für Pflegeheime durch den Medizinischen Dienst der Krankenversicherung (MDK). Erste Erfahrungen und kritische Würdigung am Beispiel ausgewählter Transparenzkriterien, Hamburg, Diplomica Verlag GmbH 2011
Originaltitel der Abschlussarbeit: Das Benotungssystem für Pflegeheime durch den Medizinischen Dienst der Krankenversicherung (MDK). Erste Erfahrungen und kritische Würdigung am Beispiel ausgewählter Transparenzkriterien

ISBN: 978-3-86341-050-6
Druck Diplomica® Verlag GmbH, Hamburg, 2011
Zugl. Fachhochschule Münster, Münster, Deutschland, Bachelorarbeit, 2010

Bibliografische Information der Deutschen Nationalbibliothek:
Die Deutsche Nationalbibliothek verzeichnet diese Publikation in der Deutschen Nationalbibliografie;
detaillierte bibliografische Daten sind im Internet über http://dnb.d-nb.de abrufbar.

Die digitale Ausgabe (eBook-Ausgabe) dieses Titels trägt die ISBN 978-3-86341-550-1 und kann über den Handel oder den Verlag bezogen werden.

Inhaltsverzeichnis

Abbildungsverzeichnis

Tabellenverzeichnis

1. Einleitung

Angesichts einer älter werdenden Bevölkerung und der damit verbundenen Zunahme von derzeit rund 2,25 Millionen auf bis zu 4,7 Millionen Pflegebedürftige im Jahre 2050 (vgl. Pfaff 2010) und dem derzeitigen Trend zur professionalisierten Pflege in stationären Einrichtungen der Altenhilfe (vgl. ebd.) nimmt die Versorgung und Betreuung von Pflegebedürftigen einen zunehmenden Stellenwert in unserer Gesellschaft ein. Damit verbunden gerät die Qualitätsentwicklung der in Deutschland zum Zeitpunkt dieser Arbeit bestehenden 11.029 Altenheime (vgl. ebd.) zunehmend in den Fokus der Öffentlichkeit. Pflegebedürftigen und deren Angehörigen fällt es oft schwer die Qualität eines Pflegeheimes zu beurteilen, geschweige denn die Qualität unterschiedlicher Pflegeheime zu vergleichen. Oft besteht gemäß der Prinzip-Agent Theorie (vgl. Meffert & Bruhn 2010, S. 64) ein Informationsungleichgewicht zu Lasten der Kunden, die einen Heimplatz suchen. So können diese die Qualität der Pflege mit Ausnahme der teilweise vorhandenen Möglichkeit eines Probewohnens erst nach einem Einzug ins Pflegeheim beurteilen. Ein Pflegeheim und dessen pflegerisches Leistungsangebot unterliegen somit der subjektiven Einschätzung der Kunden. Zum Zeitpunkt der Suche nach einer geeigneten Institution kann das pflegerische Leistungsangebot also nicht beurteilt werden. So können für die Kunden aufgrund mangelnder Beurteilungsgrundlage des pflegerischen Leistungsangebotes monetäre Kriterien den Ausschlag zur Wahl eines Pflegeheimes geben.

Negative Berichterstattungen über Pflegemängel in den Medien und Prüfberichte des MDK (vgl. MDS 2007), die katastrophale Zustände in Altenheimen aufzeigen, in denen jeder dritte Heimbewohner nicht genug zu essen bekommt, Bettlägerige sich wund liegen und Verwirrte vernachlässigt werden (vgl. Der Spiegel 2007), verunsichern die potentiellen Kunden der Pflegeheime. Dazu kommen Buchveröffentlichungen, die […] „Ruhigstellung durch Medikamente, Vernachlässigung, Unterernährung, Austrocknung und medizinische Unterversorgung" thematisieren, in denen […] „der Heimbewohner […] zum bloßen Kostenfaktor [mutiert]" (Breitscheidel 2007). All dies erschwert die Wahl des richtigen Heimplatzes zusätzlich.

Die Forderungen der Öffentlichkeit nach mehr Transparenz der stationären Altenhilfe und einer schnellen Bewältigung von Pflegemängeln, die anscheinend trotz Kontrollen des MDK bisher nicht abgestellt werden konnten, so wie es der 2. Bericht des MDK über die Qualität in der ambulanten und stationären Pflege aus dem Jahr 2007 aufzeigt (vgl. MDS 2007), begegnete die Politik mit einer Reform der 1995 eingeführten fünften Säule der Sozialversicherung (soziale Pflegeversicherung, SGB XI). Mit dem Pflegeweiterentwicklungsgesetz (PfWG) erhofft sich die Politik eine Verbesserung der Prüfmechanismen durch bundesweit einheitliche Kontrollen mit dem Ziel einer Vergleichbarkeit von Pflegeheimen. Von einem Rating von Pflegeheimen nach Vorbild des Bewertungssystems aus der Hotelbranche nach Sternen, wie in den Vereinigten Staaten von Amerika üblich (vgl. Peters & Vogt, S. 13), wurde abgesehen und stattdessen eine Vergabe von Schulnoten festgelegt. In dieser Arbeit „Das Benotungssystem für Pflegeheime durch den Medizinischen Dienst der Krankenversicherungen (MDK) – Erste Erfahrungen und kritische Würdigung am Beispiel ausgewählter Transparenzkriterien" sollen die ersten Erfahrungen und Bewertungen nach Einführung des neuen Prüfsystems des MDK dargestellt und eine kritische Bewertung unter anderem anhand einiger vom Autor ausgewählten Transparenzkriterien vorgenommen werden.

2. Zielsetzung

Seit der Einführung des sogenannten „Pflege-TÜVs", wird das Instrumentarium der Notenvergabe für Pflegeheime in der Fachöffentlichkeit sowie teilweise auch in der Öffentlichkeit kontrovers diskutiert.

Diese Arbeit soll ungefähr ein Jahr nach der Genehmigung der Qualitätsprüfungs-Richtlinien (QPR), die mit dem Erhebungsbogen und der Ausfüllanleitung für die Prüfer als Grundlage für die Prüfungen nach der Pflegetransparenzvereinbarung durch den MDK dienen, die ersten in der Fachliteratur verfügbaren Erfahrungen mit den neuen Prüfungen von Verantwortlichen in der Heim- und/oder Pflegedienstleitung und des MDK aufzeigen. Dabei sollen unterschiedliche Positionen der Beteiligten sowie die Meinung des Autors, der selbst in der stationären Altenpflege tätig ist dargelegt werden. Die Pflegetransparenzvereinbarung, die als Baustein der QPR die Qualität der Pflege durch Schulnoten deutlich machen soll, ist in zwei Fassungen für den ambulanten und stationären Altenpflegebereich verfügbar. Diese Arbeit bezieht sich ausschließlich auf die Pflegetransparenzvereinbarung Stationär (PTVS) und ihre Auswirkungen auf Pflegeheime. Aufgrund der mit der Zeit unterschiedlichen Bedeutungen zugeschriebenen Begriffe Pflegeheim, Altenpflegeheim, Altenheim oder Altenhilfeeinrichtung wird im folgenden Text zur besseren Verständlichkeit nur noch der Begriff „Altenheim" verwendet.

Interessant bei der Erfassung der ersten Erfahrungen mit den Pflegetransparenzkriterien ist die Tatsache, dass die Interessenvertreter der Leistungserbringer, die Kostenträger und der MDK an der Erstellung der Pflegetransparenzvereinbarung Stationär beteiligt waren und es trotz der Einbringung der Anforderungen aller Beteiligten das Instrumentarium der Notenvergabe knapp ein Jahr nach Einführung in der Fachöffentlichkeit so kontrovers diskutiert wird. Die Gründe für diese Diskussionen sollen in den nachfolgenden Kapiteln dargelegt werden. Diese Arbeit ist bewusst auf die Analyse von drei ausgewählten Transparenzkriterien begrenzt, da eine Analyse aller 82 Transparenzkriterien den Umfang dieser Bachelorarbeit übersteigen würde. Im nachfolgenden Kapitel soll zunächst ein Überblick über die gesetzlichen Rahmenbedingungen in der Altenpflege und die Grundlagen der Qualitätsprüfungen durch den Medizinischen Dienst der Krankenversicherung gegeben werden.

3. Gesetzliche Rahmenbedingungen

Die soziale Pflegeversicherung ist eine der wesentlichen Rahmenbedingungen für Einrichtungen der Altenhilfe. Für die Betreiber von Altenheimen, die im Auftrag der Pflegekassen deren Beitragszahler versorgen, haben einige Paragraphen des Sozialgesetzbuches XI immense Bedeutung. Gerade die Prüfungen, die von außen in die Einrichtungen hineingetragen werden, haben bei Nicht-Einhaltung der vereinbarten qualitätsgerechten Leistungserbringung Auswirkungen auf die Altenheime, angefangen bei Kürzungen der Leistungsvergütungen (vgl. § 115 (3) SGB XI) bis zur Untersagung der Betreuung der Pflegebedürftigen (vgl. § 115 (5) SGB XI). Abbildung 1 gibt einen Überblick über die Vertragswerke des SGB XI und ihre Verflechtungen. Zur näheren Betrachtung der Bedeutungen der einzelnen Verflechtungen wird auf Müller (2001) hingewiesen.

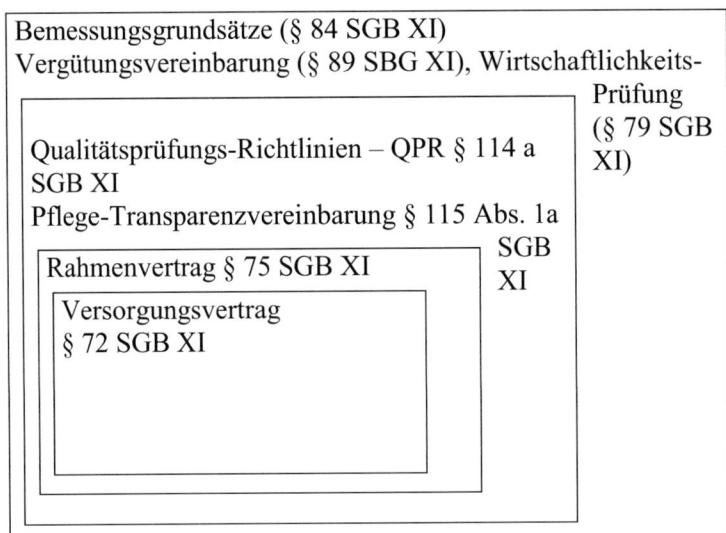

Abbildung 1: *Vertragswerke der Pflegeversicherung und ihre Verflechtungen (Abbildung verändert nach Müller 2001, S. 47)*

3.1 Das Pflegeweiterentwicklungsgesetz (PfWG)

Dieses Unterkapitel soll die zweite Reform der sozialen Pflegeversicherung kurz beleuchten und die Auswirkungen der Änderungen auf die Heimbetreiber aufzeigen. Aspekte der Reform, die nicht den Bereich der Qualitätssicherung im Sinne einer Qualitätsdarstellung in der Öffentlichkeit aufzeigen, werden im folgendem nicht berücksichtigt, da sie den Umfang dieser Bachelorarbeit übersteigen würden.

Zum 1. Juli 2008 wurde mit dem Pflege-Weiterentwicklungsgesetz die zweite Reform der Pflegeversicherung eingeleitet. Im Gegensatz zur ersten Reform der sozialen Pflegeversicherung, dem Pflegequalitätssicherungsgesetz (PQsG) versucht der Gesetzgeber nun durch eine Erhöhung der Beiträge u. a eine Leistungsausweitung zu finanzieren. Der Grundsatz der sozialen Pflegeversicherung als nicht kostendeckende bzw. nicht bedarfsdeckende Versicherung für die gesetzlich Versicherten im Falle von Pflegebedürftigkeit bleibt erhalten. Auf die mit dem Pflegeweiterentwicklungsgesetz möglichen Leistungsflexibilisierungen und – erweiterungen wie Betreuungsleistungen (§ 45 b SGB XI), Zusätzliche Betreuung und Aktivierung (§ 87 b SGB XI) und die Leistungsaufstockungen für die teilstationäre und ambulante Pflege sei nur am Rande hingewiesen. Zur Vertiefung der genannten Paragraphen sei an dieser Stelle auf die Veröffentlichung des Pflegeweiterentwicklungsgesetzes im Bundesanzeiger hingewiesen (vgl. http://bundesanzeiger.de/evidenzzentrale/bundesanzeiger-papierausgabe/). Der Gesetzgeber verfolgt mit dem PfWG einen Paradigmenwechsel. War der Gesetzgeber zuvor der Meinung, dass Qualitätsveränderungen nur durch Prüfungen und Impulse von außen erfolgen könnten, stärkt der Gesetzgeber nun die Eigenverantwortlichkeit der Beteiligten, indem Qualitätsmaßstäbe von den Vertretern der Leistungserbringer, der Kostenträger und dem MDK zusammen nach gesetzlichen Vorgaben entwickelt werden sollen. Im folgendem wird auf die Änderungen durch das Pflegeweiterentwicklungsgesetz und seine Auswirkungen auf die Qualitätssicherung der Einrichtungen der stationären Altenhilfe eingegangen.

3.1.1 Die Neuerungen im Sozialgesetzbuch XI

Durch das Pflegeweiterentwicklungsgesetz sind im elften Kapitel *„Qualitätssicherung, Sonstige Regelungen zum Schutz der Pflegebedürftigen"* des SGB XI Änderungen eingefügt worden. Die Altenheime tragen laut § 112 Abs. 1 Satz 1 SGB XI die Qualitätsverantwortung für ihre Leistungen. Der Gesetzgeber setzt dabei auf eine interne und externe Qualitätssicherung in den

Einrichtungen. Mit der internen Qualitätssicherung ist die im Pflegequalitätssicherungsgesetz (PQsG) genannte Verpflichtung der Einrichtungen zum Aufbau und der Aufrechterhaltung eines Qualitätsmanagementsystems gemeint, auf die im Rahmen dieser Arbeit nicht weiter eingegangen wird, da diese Arbeit auf das externe Benotungssystem des MDK ausgerichtet ist. Abbildung 2 gibt einen Überblick über das vom Gesetzgeber geforderte Qualitätssicherungskonzept.

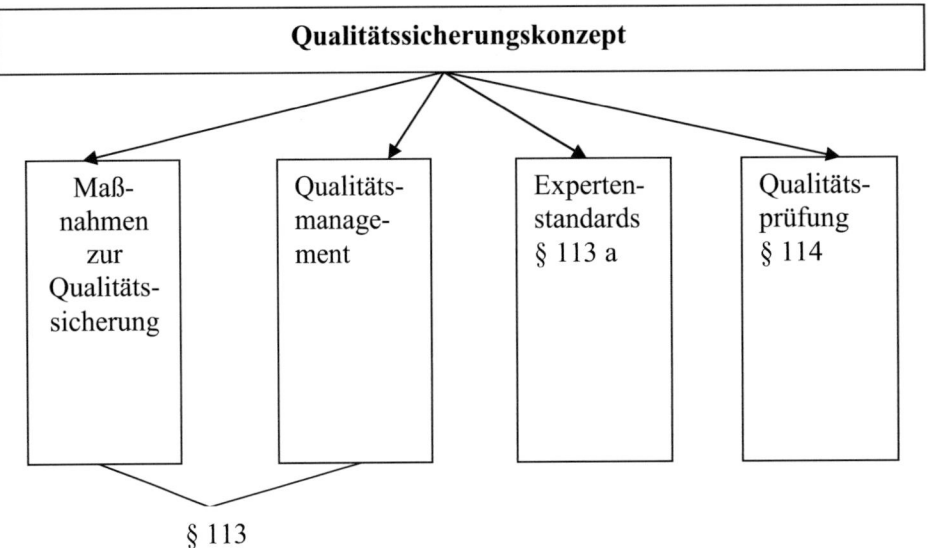

Abbildung 2: *Qualitätssicherungskonzept (Abbildung verändert nach Klie, in LPK-SGB XI, § 112 Rz. 7)*

Die wichtigsten Neuerungen der einzelnen Säulen des Qualitätssicherungskonzeptes werden nachfolgend genannt und erläutert.

§ 113 SGB XI – Maßstäbe und Grundsätze zur Sicherung und Weiterentwicklung der Pflegequalität

- Die bisherigen, mit der Qualitätssicherung und –entwicklung und Leistungs- und Qualitätsvereinbarungen von Pflegeheimen befassenden Paragraphen 80 und 80 a sind aufgehoben worden.

- Die Vertragsparteien (der Spitzenverband Bund der Pflegekassen, die Bundesarbeitsgemeinschaft der überörtlichen Träger der Sozialhilfe, die Bundesvereinigung der kommunalen Spitzenverbände und die Vereinigungen der Träger der Pflegeeinrichtungen auf Bundesebene unter Beteiligung des Medizinischen Dienstes des Spitzenverbandes Bund der Krankenkassen, des Verbandes der privaten Krankenversicherung e. V., der Verbände der Pflegeberufe auf Bundesebene) waren bis zum 31.03.2009 verpflichtet die „Maßstäbe und Grundsätze für die Qualität und die Qualitätssicherung in der ambulanten und stationären Pflege" sowie für die Entwicklung eines einrichtungsinternen Qualitätsmanagement-Systems, das auf stetige Sicherung und Weiterentwicklung der Pflegequalität ausgerichtet ist, zu vereinbaren (vgl. Böhme & Müller. 2009, S. 11). Inhaltlich sollten drei zentrale Anforderungen geregelt werden:
  1. eine praxistaugliche Pflegedokumentation, die ein für die Einrichtungen vertretbares wirtschaftliches Maß nicht überschreiten darf.
  2. die Qualifikation und Unabhängigkeit der Prüfer (damit sind die Prüfer des MDK oder von den Pflegekassen eingesetzte Sachverständige gemeint) und Prüfinstitutionen (MDK).
  3. die methodische Verlässlichkeit von Zertifizierungs- und Prüfverfahren, die von den Trägern der Altenheime in Auftrag gegeben werden (z. B nach DIN EN ISO 9001).

Dass der Gesetzgeber die genannten drei zentralen Anforderungen von den Vertragsparteien geregelt haben möchte, ist angesichts der Vielzahl auf dem Markt vorhandenen Zertifizierungsprodukten, unterschiedlicher Qualifikationslevel der Prüfer und teils überdimensionierter Dokumentationssysteme nach Meinung des Autors zu begrüßen. Da keine Einigung bei der Entwicklung der *Maßstäbe und Grundsätze zur Sicherung und Weiterentwicklung der Pflegequalität* erreicht wurde, haben die Vertragspartner die Schiedsstelle (§ 113 b SGB XI), die im Falle von Uneinigkeit angerufen werden kann, informiert. Eine Einigung lag zum Zeitpunkt dieser Arbeit nicht vor. Da die Rechtsgrundlage zur Prüfung von Pflegeeinrichtungen zum 01.07.2008 aufgehoben und bisher noch keine neue Rechtsgrundlage festgelegt wurde, besteht die Gefahr, dass die bisher durchgeführten Qualitätsprüfungen nichtig sind (vgl. Richter & Hoffer 2010, S. 36). Laut Aussage von Rechtsanwalt Ronald Richter auf der Fachtagung der Diakonie Rheinland-Westfalen-Lippe e.V: „Schaffen Pflegenoten Transparenz?" (vgl. http://www.diakonie-rwl.de/) wird im Sommer 2010 mit einer Entscheidung der Schiedsstelle gerechnet.

§ 113a SGB XI – Expertenstandards zur Sicherung und Weiterentwicklung der Qualität in der Pflege

- Die Verantwortung zur Entwicklung von Expertenstandards wurde in die Verantwortung der Vertragsparteien gelegt
- Die Expertenstandards sind nach Erscheinen im Bundesanzeiger unmittelbar verbindlich
- Die bisher vom Deutschen Netzwerk für Qualität in der Pflege (DNQP) entwickelten monoprofessionellen Expertenstandards behalten vorläufig ihre Gültigkeit

(vgl. Böhme & Müller 2009, S. 12, vgl. § 113a SGB XI)

Expertenstandards sollen dazu dienen den allgemein anerkannten Stand des medizinisch-pflegerischen Wissens zu konkretisieren. Es gibt bis zum jetzigen Zeitpunkt keine Einigung der Vertragsparteien auf den Ablauf der Entwicklung und Erprobung von Expertenstandards (vgl. Fachtagung Diakonie Rheinland-Westfalen-Lippe e.V: „Schaffen Pflegenoten Transparenz").
Die Entwicklung von verbindlichen Expertenstandards muss von den Vertragsparteien selbst vorangetrieben werden. Mit Expertenstandards sind nicht die bereits in den Einrichtungen der Altenhilfe implementierten Expertenstandards des DNQP gemeint. Es ist jedoch davon auszugehen, dass aufgrund der Verfahrensordnung für eine vereinfachte Aktualisierung der neu zu entwickelnden Expertenstandards diese denen des DNQP ähneln werden (vgl. Richter & Becker 2009, S. 10-11). Die neuen Expertenstandards werden für die Pflegeeinrichtungen rechtsverbindlich, sobald sie im Bundesanzeiger veröffentlicht sind.

§ 114 SGB XI – Qualitätsprüfungen

- Bis zum 31.12.2010 müssen alle zugelassenen Pflegeeinrichtungen durch den MDK überprüft worden sein
- Ab dem 01.01.2011 finden ein Mal jährlich Prüfungen in allen zugelassenen Pflegeeinrichtungen durch den MDK statt
- Die Prüfungen erfolgen als Regel-, Anlass-, oder Wiederholungsprüfung
- Der Schwerpunkt der Prüfungen (Regel- und Anlassprüfungen) muss auf der Prüfung der Ergebnisqualität liegen
- Wiederholungsprüfungen sind auf Antrag der Pflegeeinrichtungen möglich. Die Kosten der Wiederholungsprüfungen tragen die Einrichtungen

(vgl. § 114 SGB XI)

Wurden Altenheime bisher nur durch Einzel-, Stich- und vergleichbare Prüfungen durch den MDK überprüft, so erhofft sich der Gesetzgeber nun durch jährlich stattfindende Regelprüfungen eine kontinuierliche Abbildung der Qualität der Einrichtungen. Mit der Regelprüfung (also regelmäßig, mindestens ein Mal im Jahr) sollen u.a die Qualitätsanforderungen des SGB XI überprüft werden. Insbesondere steht hier die Überprüfung des Gesundheits- u. Pflegezustandes der Bewohner durch eine Inaugenscheinnahme und somit die Überprüfung der Wirksamkeit der geplanten und durchgeführten Pflege- u. Betreuungsmaßnahmen im Sinne von Ergebnisqualität im Vordergrund. Der Medizinische Dienst der Krankenversicherung soll sich bei seinen Qualitätsprüfungen mit den Heimaufsichtsbehörden absprechen und nach Möglichkeit gemeinsame Qualitätsprüfungen durchführen. Dabei soll der Prüfungsumfang der Regelprüfung angemessen reduziert werden, indem die Vertreter der Heimaufsicht die Strukturqualität beispielsweise im Qualitätsmanagement überprüfen. Bereits durch unabhängige Stellen bescheinigte Struktur- und Prozessqualität soll den Umfang der MDK-Prüfung in angemessener Weise verringern. Welche externen von den Einrichtungsträgern veranlassten Prüfverfahren vom MDK anerkannt werden, muss noch im § 113 SGB XI festgelegt werden. Sollten Einrichtungen mit der Benotung durch den MDK nicht zufrieden sein, ist eine Wiederholungsprüfung auf Kosten der Einrichtungen möglich. Anlassprüfungen entsprechen den bisherigen Einzelprüfungen, die bei Verdacht auf Pflegemängel durchgeführt werden. Diese gehen über den Prüfanlass hinaus und umfassen eine vollständige Prüfung mit dem Schwerpunkt auf der Ergebnisqualität. Inwieweit der neue Schwerpunkt auf der Ergebnisqualität bei den MDK-Prüfungen wieder zu finden ist, wird in Kapitel 5 geklärt.

§ 114a SGB XI – Durchführung von Qualitätsprüfungen

- Im Gegensatz zu der bisher üblichen Praxis finden Qualitätsprüfungen nun grundsätzlich unangemeldet statt
- Die Richtlinien zur Durchführung der Prüfungen (Qualitätsprüfungs-Richtlinien – QPR) sind regelmäßig zu überprüfen und dem medizinisch-pflegerischen Fortschritt anzupassen

(vgl. § 114a SGB XI)

Unangemeldete Prüfungen sind nach Meinung des Autors zu begrüßen. Die zuvor übliche Praxis der angemeldeten Prüfungen vermittelte in der Öffentlichkeit den Eindruck, dass offensichtliche Mängel im Vorfeld der Prüfung von den Einrichtungen beseitigt werden konnten. Der Zutritt zum Grundstück und den Räumen des zu prüfenden Altenheimes darf dem MDK nicht verweigert werden. Damit wird sichergestellt, dass der MDK seine Prüfungen, Befragungen und Besichtigungen durchführen kann. Der MDK hat das Recht, die Pflegebedürftigen, den Heimbeirat der Bewohner, Betreuer sowie die Beschäftigten des Altenheimes zu befragen. Die Teilnahme an den Befragungen ist freiwillig. Es dürfen der Einrichtung und den Personen, die eine Befragung ablehnen keine Nachteile entstehen. In der Regel kommen die Prüfer tagsüber, da eine Prüfung zur Nachtzeit nur durchgeführt werden soll, wenn die Qualitätssicherung durch die Prüfung nicht zur Tageszeit sichergestellt werden kann. Die in § 114 SGB XI genannte Inaugenscheinnahme des Pflege- u. Gesundheitszustandes der Pflegebedürftigen ist ebenfalls freiwillig und darf bei Ablehnung zu keinerlei Nachteilen führen. Für die Inaugenscheinnahme müssen die Prüfer des MDK die Zimmer der Bewohner betreten. Hierfür wurde Artikel 13 Abs. 1 des Grundgesetzes, also das Recht der Unverletzlichkeit der Wohnung eingeschränkt. Es wird argumentiert, dass die Bewohnerzimmer nur ohne Einwilligung des Pflegebedürftigen betreten werden dürfen, wenn dies der Verhütung drohender Gefahren für die öffentliche Sicherheit und Ordnung dient. Nach Meinung des Autors ist dies kritisch zu sehen, da nicht klar definiert ist, was unter einer Gefahr für die öffentliche Sicherheit und Ordnung zu verstehen ist. Der MDK kann so mit der Begründung einer Gefahr für die öffentliche Sicherheit und Ordnung, beispielsweise begründet durch mögliche pflegerische Mängel theoretisch jederzeit die Bewohnerzimmer betreten. Bei allen den MDK großzügig zugesprochenen Rechten haben die Träger der Altenheime das Recht zugesprochen bekommen, auf Verlangen einen Vertreter ihrer Trägervereinigung zu beteiligen. Dieser soll die Einrichtungsverantwortlichen unterstützen und die Prüfung der Struktur-, Prozess, und Ergebnisqualität begleiten dürfen. Nach Meinung des Autors ist die Beteiligung eines Vertreters der Trägervereinigung sinnvoll, da die in der Prüfung involvierten Verantwortlichen im Pflegemanagement sich mit jemanden unparteiischem Dritten über den korrekten Ablauf der Prüfung beraten können. Die Hinzuziehung eines Vertreters der Trägervereinigung darf allerdings den Prüfablauf nicht verzögern. Dies könnte sich nach Meinung des Autors schwierig gestalten, da ein Vertreter der Trägervereinigung nicht immer frühzeitig vor Ort sein kann.

§ 115 SGB XI – Qualitätsbericht

- Das Prüfergebnis wird gemäß der Pflegetransparenzerklärung in eine Bewertungssystematik eingeordnet, die einem Schulnotensystem entspricht
- Der Qualitätsbericht muss übersichtlich, verständlich und vergleichbar im Internet und in anderer geeigneter Form veröffentlicht werden
- Wie bei den alten Qualitätsprüfungen, so sind auch bei den neuen Qualitätsprüfungen Sanktionierungsmaßnahmen für die Einrichtungen bei Nicht-Einhaltung der Qualitätsvereinbarung vorgesehen. Dies kann eine Fristsetzung zur Abstellung von Mängeln, Kürzung der Leistungsentgelte bis zur Auflösung des Versorgungsvertrages und Schließung der Pflegeeinrichtung bei schweren Mängeln beinhalten. Eine Vermittlung der Pflegebedürftigen im Falle der Schließung der Pflegeeinrichtung an einen anderen Pflegedienst bzw. ein Altenheim durch die Pflegekassen besteht weiterhin

(vgl. § 115 SGB XI)

Die von den Vertretern der Leistungserbringer, Kostenträger und dem MDK beschlossenen Kriterien für die Veröffentlichung der Qualitätsprüfungen einschließlich der Bewertungssystematik wird in Kapitel Vier näher eingegangen. Die durch das Pflegequalitätssicherungsgesetz neu in das Sozialgesetzbuch XI eingearbeiteten Paragraphen lassen den Vertragsparteien mehr Verantwortung bei der Entwicklung ihrer Qualitätsmaßstäbe zukommen. Diese gemeinsamen Qualitätsmaßstäbe haben durch die Entwicklung der Qualitätsprüfrichtlinie (QPR) Einzug in die Gesetzgebung gehalten. Abbildung 3 gibt einen Überblick über die Bausteine der QPR. Die Abbildung macht deutlich, dass noch nicht alle Bausteine entwickelt bzw. verabschiedet wurden. Dies ist insofern problematisch, da die QPR die Grundlage für die Prüfungen des MDK bildet. In der Öffentlichkeit wahrgenommen werden nur die 82 Kriterien der Pflegetransparenzvereinbarung (PTVS), die in Form von Schulnoten veröffentlicht werden. Die gesamte QPR umfasst weitere Fragen zur Struktur- und Prozessqualität, die über die 82 Kriterien hinausgehen. Der Erhebungsbogen und die Ausfüllanleitung für die Prüfer wurden vom MDK aus der QPR entwickelt. Im Rahmen dieser Arbeit wird nur die PTVS behandelt, da ihre Kriterien die Basis für den Transparenzbericht darstellen, die der Öffentlichkeit zugänglich gemacht werden.

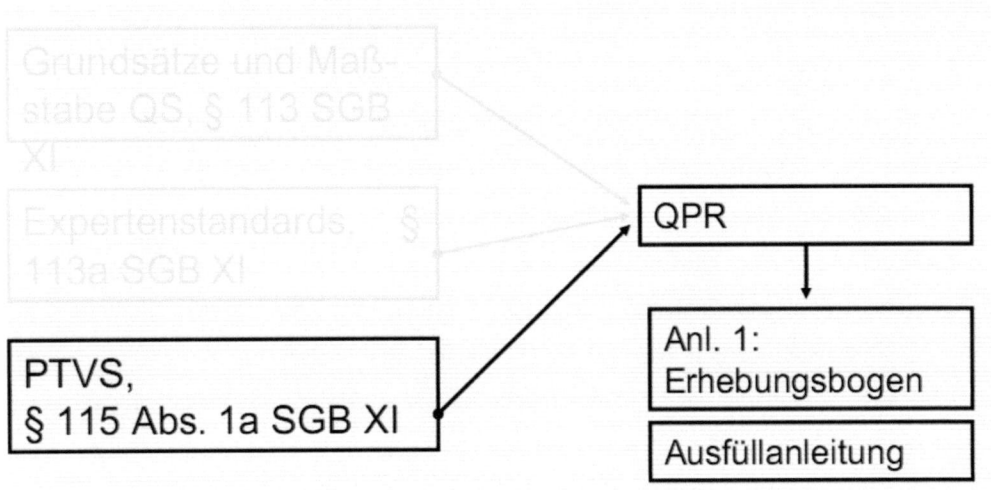

Abbildung 3: *Bausteine der Qualitätsprüfungsrichtlinie (Quelle: Richter 2010)*

Im nächsten Kapitel wird auf die aus dem § 115 resultierende Bewertungssystematik eingegangen, nach der die Qualitätsprüfungen durch den MDK stattfinden.

4. Die Benotung von Pflegeheimen

Die Vertragsparteien haben laut § 115 Abs. 1a SGB XI eine Bewertungssystematik und die dazugehörigen Veröffentlichungskriterien in der Pflege-Transparenzvereinbarung stationär (PTVS) festgelegt.

Die PTVS fragt fünf Qualitätsbereiche ab:

- Pflege und medizinische Versorgung
- Umgang mit demenzkranken Bewohnern
- Soziale Betreuung und Alltagsgestaltung
- Wohnen, Verpflegung, Hauswirtschaft und Hygiene
- Bewohnerbefragung

Den Qualitätsbereichen zugeordnet sind 82 Kriterien, die von den Prüfern des MDK bewertet werden. Der Schwerpunkt der Prüfungen liegt auf dem Qualitätsbereich *„Pflege und medizinische Versorgung"*, der mit 35 Kriterien abgebildet ist. Die Qualitätsbereiche *„Umgang mit demenzkranken Bewohnern"*, *„Soziale Betreuung und Alltagsgestaltung"* werden mit jeweils 10 Kriterien abgebildet. Dem Qualitätsbereich *„Wohnen, Verpflegung, Hauswirtschaft und Hygiene"* werden 9 Kriterien zugeordnet.

Der Qualitätsbereich *„Befragung der Bewohner"* wird separat erfasst und fließt nicht in die Gesamtnote mit ein (vgl. GKV 2010a, S. 3).

Die Pflegetransparenzvereinbarung ist nur ein Teilaspekt der Prüfungen des MDK. Den Anteil der PTVS an der Gesamtqualitätsprüfung soll Abbildung 4 deutlich machen.

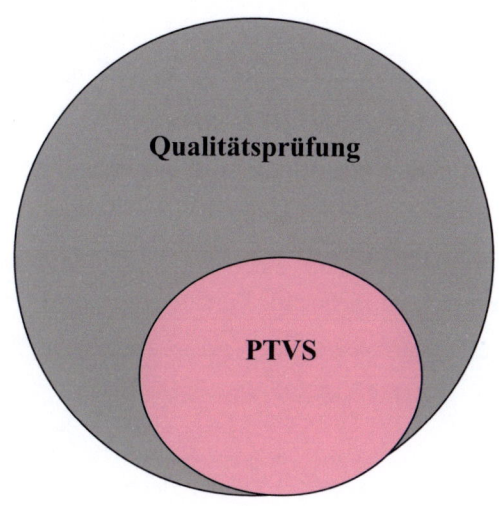

Abbildung 4: *Anteil der PTVS an der Qualitätsprüfung (Abbildung verändert nach Richter & Wipp 2010, S. 24)*

Bei den Qualitätsprüfungen des MDK werden zwei Prüfungen gleichzeitig durchgeführt. Dies ist zum einen die Prüfung nach der PTVS mit ihren 82 Kriterien und zum anderen ein Qualitätsbericht nach der QPR (vgl. Richter & Wipp 2010, S. 24). Der Qualitätsbericht ist ein Ergebnisbericht der Qualitätsprüfung, wie sie die Einrichtungen bereits in den letzten Jahren nach einer Prüfung erhalten haben. Darin sind festgestellte Defizite oder identifizierte Verbesserungspotentiale mit Empfehlungen zur Qualitätsverbesserung samt Fristen zur Behebung der Defizite enthalten (Görres & Hasseler 2009, S. 42). Die Darstellung der

Ergebnisse aus den fünf Qualitätsbereichen der PTVS erfolgt als Transparenz-„Bericht" und wird in Kapitel 4.2 erläutert. Durch die Veröffentlichung des Transparenz-„Berichtes" werden die Kriterien der PTVS stärker in der Öffentlichkeit wahrgenommen. Während die PTVS den Fokus auf die Ergebnisqualität der Einrichtungen legt, wird mit den weiteren Kriterien der QPR die Struktur- und Prozessqualität überprüft.

4.1 Notenberechnung

Im Unterschied zu den vor dem 01.07.2009 durchgeführten Prüfungen des MDK werden nun keine Prüfungen mehr anhand von bewusst ausgewählten Bewohnern durchgeführt, sondern nach dem Zufallsprinzip 10 Prozent der Bewohner in die Prüfung mit einbezogen. Grundsätzlich müssen in den Qualitätsbereichen zwischen drei Arten von Kriterien unterschieden werden. Diese werden zum einen durch bewohnerbezogene Fragen abgebildet, zum anderen durch einrichtungsbezogene Fragen, sowie durch separate Interviewfragen, mit denen die Zufriedenheit der Bewohner ermittelt werden soll. Jedes Kriterium wird anhand einer Skala von 0 bis 10 bewertet, wobei 0 die schlechteste Bewertung und 10 die beste Bewertung darstellt. Anders ausgedrückt heißt dies, dass bei einer Bewertung mit 0 das Kriterium nicht erfüllt ist, und mit einem Skalenwert von 10 das Kriterium erfüllt ist. Eine Bewertung zwischen diesen Skalenwerten ist nicht möglich, d. h. es wird eine dichotome Verteilung gewählt.

Nach der Berechnung der Mittelwerte der Qualitätsbereiche werden diese dann Noten zugeordnet, wie Tabelle 1 zeigt.

Tabelle 1: *Notenzuordnung zu den ermittelten Skalenwerten (PTVS 2008, Anlage 2, S. 222)*

Notenzuordnung	Bezeichnung der Note	Skalenwert
Sehr gut	(1-1,4)	8,7-10
Gut	(1,5-2,4)	7,3-<8,7
Befriedigend	(2,5-3,4)	5,9-<7,3
Ausreichend	(3,5-4,4)	4,5-<5,9
Mangelhaft	(4,5-5,0)	0-<4,5

Die Noten aus jedem Qualitätsbereich werden durch die Erhebung des arithmetischen Mittels der vorher errechneten Skalenwerte ermittelt. Die Gesamtnote wird durch die Ermittelung des arithmetischen Mittels der Skalenwerte der Kriterien 1 bis 64 errechnet. Sollten Kriterien nicht zutreffen, werden diese nicht bewertet und fließen nicht in die Gesamtbewertung mit ein.

Der Qualitätsbereich „Befragung der Bewohner" erfasst Fragen zur Bewohnerzufriedenheit. Entgegen der Bewertung der anderen Qualitätsbereiche sind hier abgestufte Skalenwerte zu ermitteln, wie Tabelle 2 zeigt. Die Kriterien der PTVS sind auf der Internetseite des Medizinischen Dienst der Krankenversicherung einsehbar (vgl. QPR 2009).

Tabelle 2: *Bewertungsgraduierung zu den Skalenwerten (PTVS 2008, Anlage 2, S. 223)*

Bewertungsgraduierung	Skalenwert
Immer	10,0
Häufig	7,5
Gelegentlich	5.0
Nie	0,0

4.2 Darstellung der Ergebnisse

Die Prüfergebnisse des MDK müssen laut § 115 SGB XI übersichtlich, verständlich und vergleichbar im Internet und in anderer geeigneter Form veröffentlicht werden. Innerhalb von 28 Tagen nach der Qualitätsprüfung durch den MDK haben die geprüften Altenheime Zeit, den Pflegekassen Unterlagen zuzusenden, „ [...] die in die Veröffentlichung aufzunehmen sind und die Angaben enthalten, die nicht in den Qualitätsprüfungen erhoben werden" (vgl. Richter 2009, S. 8). Die Frist dient dazu, strittige Fragen zwischen den Altenheimen und den Landesverbänden der Pflegekassen zu klären. Auch geben die Landesverbände der Pflegekassen Hinweise zur Veröffentlichung (vgl. ebd.). Meist geschieht das nach Erfahrungen des Autors in Form von vorläufigen Transparenzberichten in der Darstellungsebene 1, wie in Abbildung 5 auf Seite 20 ersichtlich. Die Veröffentlichung der Pflegenoten im Internet erfolgt durch die Landesverbände der Pflegekassen. Leider ist es diesen nicht gelungen eine einheitliche Internetpräsenz für den Verbraucher zu schaffen. Stattdessen hat jeder Landesverband seine eigene Plattform im Internet aufgebaut.

Diese lauten:

www.aok-gesundheitsnavi.de (AOK)

www.bkk-pflege.de (BKK)

www.der-pflegekompass.de (Knappschaft, LSV, IKK)

www.pflegelotse.de (vdek - Verband der Ersatzkassen)

Der GKV-Spitzenverband als Spitzenverband Bund der Pflegekassen nach § 53 SGB XI hat aber ein Internetportal geschaffen, auf dem sich interessierte Bürger rund um das Thema Pflegenoten informieren können. Dieses lautet: http://www.pflegenoten.de/Home.gkvnet. Von diesem Portal aus ist eine Weiterleitung zu den oben genannten Internetadressen möglich, von denen aus mit Hilfe der Angaben von Postleitzahlen, Ortsnamen oder Einrichtungsnamen die gewünschte Einrichtung aufgerufen werden kann und, sofern ein Transparenzbericht bereits vorliegt, dieser eingesehen werden kann.

Die Einrichtungen sind verpflichtet die Ergebnisse in „anderer geeigneter Form" (vgl. § 115 Abs. 1a SGB XI) zu veröffentlichen. Dies wird von den Institutionen in Form eines Aushanges an gut sichtbarer Stelle vollzogen. Zusätzlich stellen einige Einrichtungen die Noten auf der eigenen Internetseite der Einrichtung oder der des zugehörigen Trägers dar (vgl. http://www.seniorenpark-muensterland.de/pruefergebnisse.php). Eine weitere Möglichkeit besteht in der Veröffentlichung durch hauseigene Informationszeitungen.

Die Darstellung der Qualität der stationären Einrichtungen erfolgt nach einem einheitlichen Layout, das in Abbildung 5 zu sehen ist.

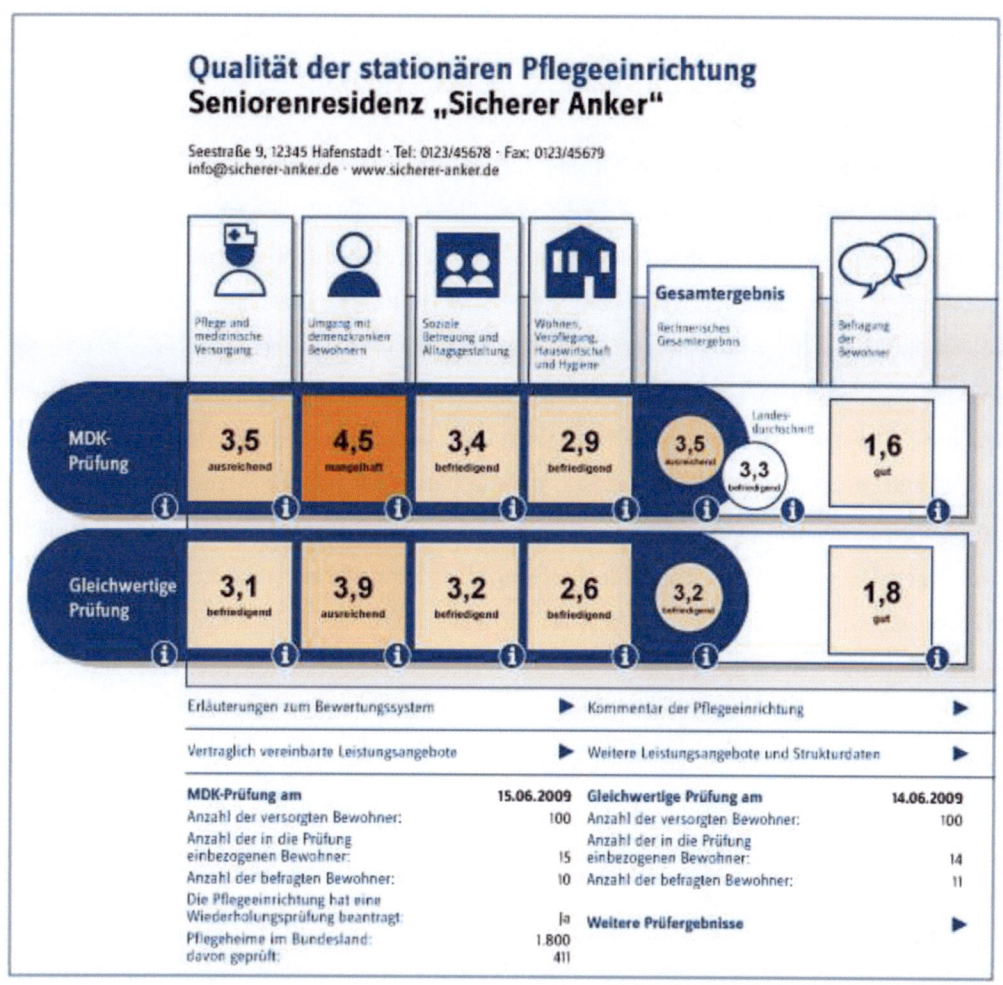

Abbildung 5: *Beispiel für eine Veröffentlichung - Pflegeheim - (Ebene 1) / GKV-Spitzenverband (2010)*

Darstellungsebene 1 erfasst den Namen und die Anschrift der Einrichtung und gibt einen Überblick über die Noten in den einzelnen Qualitätsbereichen. Es werden die MDK-Prüfung sowie gleichwertige Prüfungen (Prüfungen, die im Auftrag der Pflegeeinrichtung erteilt wurden, beispielsweise durch Beratungsfirmen), sofern durchgeführt, aufgelistet. Die Noten sind als Dezimalzahl und in Verbalform aufgeführt. Sie sind farblich unterlegt und zeigen gegebenenfalls durch eine dunklere Markierung eine schlechte Note, im Sinne eines mangelhaften Prüfergebnisses (4,5 – 5,0) an. Das rechnerische Gesamtergebnis ist nach den ersten vier Qualitätsbereichen ebenfalls als Dezimalzahl sowie verbal dargestellt. Um den Verbrauchern einen Vergleich zu anderen Einrichtungen innerhalb des Bundeslandes zu geben, ist der Landesdurchschnitt der bewerteten Einrichtungen angegeben. Dieser wird allerdings erst ausgewiesen, nachdem mindestens 20 Prozent aller stationären Einrichtungen in einem Bundesland überprüft wurden. Die Bewohnerbefragung wird separat ausgewiesen, da sie gerade bei kleineren Wohnbereichen methodisch kaum als repräsentativ bezeichnet werden kann (vgl. Richter & Becker 2009). Die Einschätzung der Bewohner ist subjektiv und spiegelt nicht die pflegerische Qualität wider. Ebenso ist bekannt, dass Bewohner von Altenheimen in einem Abhängigkeitsverhältnis zu den Pflegenden stehen und daher häufig sozial erwünscht bei Befragungen antworten (vgl. Schönberg 2005). Das heißt, die Bewohner geben genau eine solche Antwort, von der sie annehmen, dass der Pflegende sie hören möchte. Wieder könnte das Ergebnis verfälscht sein. Eine separate Ausweisung der Bewohnerbefragung und der Ausschluss aus der Berechnung der Gesamtnote erscheinen dem Autor daher richtig. Methodisch gesehen gibt es zurzeit kein geeignetes Instrument, um die Lebensqualität von Menschen, die in einer Altenpflegeeinrichtung leben, zu messen. Studien, die einen Zusammenhang zwischen Struktur und Ergebnisqualität, in diesem Falle Lebensqualität herzustellen versuchen, sind meist auf Krankenhäuser bezogen (vgl. Görres & Hasseler 2009, S. 19). Einen Überblick über diagnostische Verfahren zu Lebensqualität und Wohlbefinden geben Schumacher, Klaiberg und Brähler (Schumacher, Klaiberg und Brähler 2003). Über die unzureichenden Messinstrumente sind sich auch die Vertragspartner der PTVS bewusst, und sehen ihre festgelegte Bewertungssystematik als vorläufig an (vgl. PTVS 2008, S. 3). Auf Kritik zur Methodik der Erfassung von Ergebnis- und Lebensqualität mit Hilfe des Benotungssystems des MDK wird in Kapitel 5 eingegangen.

Darstellungsebene 2 zeigt die Noten zu den Kriterien in den einzelnen Qualitätsbereichen, sowie deren Gesamtbewertung als Mittelwert der vorher abgefragten Kriterien. Diese befindet sich im Anhang.

In der Darstellungsebene 3 können die Einrichtungen freiwillig Leistungs- und Strukturdaten angeben, wie zum Beispiel den pflegerischen Schwerpunkt der Einrichtung (z. B. Demenz, Appaliker, junge Pflege), Anzahl der Mitarbeiter, Preise gestaffelt nach Pflegestufen und Kooperationen mit medizinischen Einrichtungen. Darstellungsebene 3 befindet sich ebenfalls im Anhang.

Darstellungsebene 4 gibt Auskunft über externe Qualitätsprüfungen (Heimaufsicht, Zertifizierungen) und lässt den Einrichtungen Platz für eine Kommentierung des Prüfberichtes, allerdings begrenzt auf 3000 Zeichen. Die Kommentierung ist freiwillig und wird nicht von allen Einrichtungen in Anspruch genommen, wie eine Stichprobe des Autors unter www.bkk-pflege.de ergab. Interessant ist an dieser Stelle, dass die Darstellungsebene 4 auf dem Internetportal der GKV zu den Pflegenoten (http://www.pflegenoten.de/Home.gkvnet) nicht erwähnt wird. Der Verbraucher wird durch die genannte Internetadresse, die ja einen Überblick zu den Pflegenoten geben soll, nicht im Detail darüber informiert, dass die Einrichtungen ihre Sicht über die Vergabe der Noten und den Prüfablauf schildern könnten. Ebenso wenig wird er auf externe Prüfungen beispielsweise durch Zertifizierungsfirmen oder die Heimaufsicht hingewiesen, die einen anderen Schwerpunkt in ihren Qualitätsprüfungen haben. Positiv sei an dieser Stelle bemerkt, dass die Möglichkeit der Kommentierung und des Hinweises auf andere Qualitätsprüfungen für die Einrichtungen überhaupt existiert. Ob auf den Hinweis zu diesen Prüfungen auf der Internetseite http://www.pflegenoten.de/Home.gkvnet bewusst oder unbewusst verzichtet wurde, ist an dieser Stelle reine Spekulation. Dass die Kommentierungsfunktion existent ist, wird dem Verbraucher zumindest wie in Abbildung 5 ersichtlich, nicht unterschlagen. Detaillierter Informationen erhält der Verbraucher an dieser Stelle jedoch nicht.

Externe Zertifizierungen wie z. B nach DIN EN ISO 9001 können den Zeitaufwand einer MDK-Prüfung aufgrund der bereits bescheinigten Struktur- u. Prozessqualität vermindern. In § 114 (4) SGB XI wird angegeben, dass die Regelprüfung der Einrichtungen bei nachweislichen Ergebnissen zur Struktur- u. Prozessqualität angemessen zu verringern ist. Wie diese Passage des § 114 in der Praxis umgesetzt wird, ist zum jetzigen Stand dieser Arbeit nicht zu sagen, da die methodische Verlässlichkeit von externen Zertifizierungs- und Prüfverfahren laut § 113 (1) noch nicht verabschiedet wurde. Im folgenden Kapitel sollen die ersten Erfahrungen mit dem neuen Bewertungssystem des MDK aufgezeigt und kritisch gewürdigt werden.

5 Erste Erfahrungen und kritische Würdigung des Verfahrens

In den nachfolgenden Unterkapiteln wird zum einen in Kapitel 5.1 auf die Entwicklung des neuen Verfahrens zur Qualitätsprüfung von Altenheimen eingegangen. Darin sollen die Schwierigkeiten und Hintergründe bei der Entwicklung durch die Vertragspartner der PTVS erläutert werden. Zum anderen werden in Kapitel 5.2 die ersten Erfahrungen mit dem neuen Verfahren aus Sicht der Verantwortlichen im Pflegemanagement, die zum Zeitpunkt dieser Arbeit vorlagen aufgezeigt werden.

5. 1 Kritische Würdigung der Entwicklung des Verfahrens

Der Gesetzgeber verlässt mit dem Pflegeweiterentwicklungsgesetz erstmals den vorher eingeschlagenen Weg einer Qualitätsentwicklung ausschließlich durch externe Kontrollen in die Einrichtungen hinein. Ziel des Gesetzgebers ist die Stärkung des Vereinbarungsprinzips unter den Vertragspartnern, durch das sich Qualität quasi durch Vereinbarungen von innen heraus entwickeln muss (vgl. Richter & Hoffer 2010, S. 35). Dies hatte zur Folge, dass die Vertragsparteien der PTVS unter Zeitdruck der Gesetzesvorgaben ein Qualitätsprüfungskonzept entwickeln mussten. Dieser Zeitdruck lässt sich in dem Vorwort zur PTVS erkennen: „ Die Vertragsparteien haben am 17. Dezember 2008 nach Durchführung des Beteiligungsverfahrens diese Vereinbarung in dem Wissen geschlossen, dass es derzeit keine pflegewissenschaftlich gesicherten Erkenntnisse über valide Indikatoren der Ergebnis- und Lebensqualität der pflegerischen Versorgung in Deutschland gibt. Diese Vereinbarung ist deshalb als vorläufig zu betrachten" (PTVS 2008, S.3).

Wie schwer sich die Vertragsparteien auch bei der (weiteren) Entwicklung der Bausteine der Qualitätsprüfungs-Richtlinien (QPR) getan haben, wurde bereits in Kapitel 3.1.1 deutlich. So sind bis zu dem Zeitpunkt dieser Arbeit trotz gesetzlicher Zeitvorgaben und der Einrichtung einer Schiedsstelle, die bei einem Nicht-Zustandekommen von Vereinbarungen zwischen den Vertragspartnern entscheiden soll, keine Grundsätze und Maßstäbe zur Qualitätssicherung (§ 113 SGB XI) und auch keine Expertenstandards (§113 a SGB XI) entwickelt. Bereits vor dem Beginn der Qualitätsprüfungen durch den MDK meldeten sich die Leistungserbringer zu Wort, die angaben, beim Zustandekommen der QPR in ihren Beteiligungsrechten nach § 114 (7) SGB XI beschnitten worden zu sein. Konkret seien ihnen die komplette QPR nicht zur Verfügung gestellt worden. Insbesondere die Ausfüllanleitung für die Prüfer des MDK, die Hilfestellung geben soll, wann ein Kriterium erfüllt ist und wann nicht, wurde den Leistungserbringern im Vorfeld der Entwicklung der QPR nicht zur Verfügung gestellt. Der Deutsche Berufsverband für Pflegeberufe e. V (DBfK) als Interessensvertretung der Pflegekräfte beklagt eine einseitige inhaltliche Veränderung der QPR durch den MDK beziehungsweise den Medizinischen Dienst des Spitzenverbandes Bund der Krankenkassen e.V (MDS). Ebenso beklagt der DBfK die einseitige Verabschiedung und schnelle Genehmigung der QPR durch das Bundesministerium für Gesundheit, ohne die Vertragspartner der QPR in den laufenden Verhandlungen darüber informiert zu haben. „Dem hier erfolgten verselbständigten Handeln des MDS ist ein Rollenverständnis zu unterstellen, dass von einer in sich autarken Definitionsmacht zur Qualität der Pflege ausgeht, ungeachtet dessen, welche Vereinbarung die Selbstverwaltung der Pflege trifft." (DBfK 2009). Der MDK seinerseits sieht die Beteiligungsrechte der Leistungserbringer nicht eingeschränkt, da seiner Meinung nach die Prüfanleitung nur eine Arbeitshilfe für die Prüfer sei und der Gesetzgeber keine Beteiligungsrecht der Verbände dafür vorsähe (vgl. MDS 2010b). Die Leistungserbringer bzw. die Trägerverbände der Pflegeeinrichtungen haben Klage gegen die vom Bundesgesundheitsministerium genehmigten QPR eingereicht. Diese Auseinandersetzung um die Deutungshoheit der gesetzlich eingeräumten Beteiligungsrechte macht laut Meinung des Autors bereits in diesem frühen Stadium das Dilemma der in Kapital 3.1.1 bereits angesprochenen Eigenverantwortlichkeit der Vertragsparteien bei der Gestaltung der Qualitätsvereinbarungen deutlich. So ist dem MDK daran gelegen, sich die Prüfungsinhalte nicht von den Leistungserbringern in den Verhandlungen vorgeben zu lassen. Die Leistungserbringer ihrerseits wollen natürlich die Inhalte der Prüfanleitung kennen und ggf. darauf Einfluss nehmen. Die Urteile der zuständigen Sozialgerichte in den Bundesländern zeigen unterschiedliche Tendenzen in der Beurteilung der beklagten eingeschränkten Informations- und Anhörungsrechte. Verfahrenstechnisch ist wahrscheinlich nicht mit einem klaren Urteilsspruch durch das Bundessozialgericht zu rechnen, so dass die Vertragspartner wahrscheinlich erst bei der Evaluation der PTVS selbst eine Änderung vornehmen werden (vgl. Richter & Hoffer 2010, S. 36). Eine Übersicht über die zentralen Argumente der Sozialgerichte, die zum Stand dieser Arbeit vorlagen, geben Richter & Wipp (Richter & Wipp 2010, S. 176-182).

Bei der Deutungshoheit über die Ermittlung von Ergebnis- u. Lebensqualität gab es schon vor der Erstellung der neuen QPR unterschiedliche Meinung zwischen dem MDK und der Pflegewissenschaft. So stellt ein Gutachten des Instituts für angewandte Pflegeforschung (iap) die Aussagekraft der MDK-Prüfungen und Berichte in einer Studie aus dem Jahre 2008 *[Anmerkung des Autors: die Studie wurde 2008 durchgeführt und erschien 2009. Die Studie wurde vor ihrer Veröffentlichung bereits in der Fachöffentlichkeit diskutiert]* in Frage (Görres &Hasseler, 2009). Der MDK verteidigt in einer Stellungnahme die Ausrichtung seiner Prüfungen auf überwiegend klinisch-medizinische Parameter (Ernährungs- u. Flüssigkeitsversorgung, Dekubitusprävalenz, Inkontinenz und Demenz) und die Begutachtung von Bewohnern. Die Forderungen der Pflegewissenschaft nach einer Entwicklung eines neuen Verfahrens, das u.a eine kritische Auseinandersetzung mit der Qualifikation der Prüfer anregt (vgl. ebd., S. 49-60) wird vom MDK zurückgewiesen. Der MDK sieht in den Schlussfolgerungen des iap-Gutachtens [...] „überzogene und nicht praxistaugliche Anforderungen an Qualitätsprüfungen" (vgl. Pick 2008, S. 39). In der noch nicht erfolgten Entwicklung von Messinstrumenten zur Messung von Ergebnis- u. Lebensqualität sieht der MDK [...] „eine Bankrotterklärung der deutschen Pflegewissenschaft" (vgl. ebd., S. 39).

Letztendlich hat der Gesetzgeber die Vertragsparteien der neuen PTVS nun in die Pflicht genommen diese Instrumente zu entwickeln, wie es die Pflegewissenschaft gefordert hat. Die durch Dr. Peter Pick als Geschäftsführer des MDS genannte Äußerung einer „Bankrotterklärung der Pflegewissenschaft" ist nach Meinung des Autors überzogen. Dass bis zum heutigen Zeitpunkt, fünfzehn Jahre nach der Einführung der sozialen Pflegeversicherung die geforderten Instrumente nicht entwickelt sind, ist sicherlich nicht allein der Pflegewissenschaft anzulasten. Valide Prüfinstrumente setzen Forschungsarbeit voraus. Diese zu entwickeln, ist zeitaufwendig und kostenintensiv. Die Äußerungen von Dr. Peter Pick im Vorfeld der Entwicklung der neuen QPR lesen sich eher als Lobbyismus, mit dem ein bisher defizitorientiertes Verständnis von Pflegequalität zementiert werden soll, das auf der Betrachtung klinisch-medizinischer Parametern basiert und die „Lebenswelt Altenheim" nur unzureichend abbilden kann. Der Vorwurf des defizitorientierten Pflegeverständnisses des MDK leitet sich aus den Prüfberichten ab, in denen sich die Defizitorientierung durch eine grundlegende Ausrichtung auf Mängel mit Auflagenbescheiden inklusive Zeitvorgaben zur Beseitigung manifestiert. Die Darstellung von Schwächen der Altenpflegeeinrichtungen nimmt im Vergleich zu Stärken einen großen Raum ein (vgl. Görres & Hasseler 2009, S. 9).

Die Orientierung des MDK an klinisch-medizinischen Parametern zur Outcome-Messung ist laut den Autoren des iap-Gutachtens nicht zielführend, um die Ergebnisqualität im Altenheim zu messen. Die Parameter seien nur bedingt zielgruppen- bzw. settingadäquat im Altenheimbereich einsetzbar, da die Parameter für Ergebnisqualität ein traditionell zweckrationales Bild des pflegerischen Auftrages und der Profession Pflege zeigen, die der komplexen Aufgabe der Pflege und Betreuung im Altenheim nicht gerecht werden (vgl. Görres & Hasseler 2009, S. 21). Der Autor möchte an dieser Stelle betonen, dass natürlich auch die Betrachtung der oben genannten Parameter wichtig ist, um Defizite in der Versorgung von Pflegebedürftigen aufzuzeigen. Weder eine einseitige Ausrichtung auf Bewohnerbefragungen zur Erfassung von Lebensqualität mit der Problematik der begrenzten Aussagekraft noch die einseitige Betrachtung der genannten Parameter erscheinen dem Autor sinnvoll. Die jetzigen MDK-Prüfungen laufen allerdings ohne valide Instrumente zur Messung der Ergebnis- u. Lebensqualität ab. Dies ist nicht nur eine Folge des enormen Zeitdruckes (gesetzlich vorgeschriebener Verhandlungszeitraum: 01.07.2008 – 30.09.2008), unter dem die PTVS entstand, sondern indirekt auch Resultat des Willens des Gesetzgebers, der eine schnelle Information der Verbraucher wollte (vgl. Klie 2010, S. 66). Der MDK vertritt nach Meinung des Autors vermutlich den Standpunkt, dass man besser Qualitätsprüfungen ohne ein valides Messinstrument durchführen sollte, statt gar keine Prüfungen. So lässt sich zumindest das folgende Zitat zum iap-Gutachten mit seinen Forderungen zur Entwicklung valider Instrumente zur Messung von Lebensqualität lesen. „Paradox ist in diesem Zusammenhang die im Gutachten geforderte Konsequenz, dass der Medizinische Dienst (MDK) nur Kriterien einsetzen soll, die den strengen Maßstäben der Evidenzbasierung genügen, wenn diese Kriterien alle noch entwickelt und getestet werden müssen" (MDS 2008). Der schnelle Beginn der MDK-Prüfungen ohne die gesetzlich geforderte Ergebnis- u. Lebensqualität (vgl. § 114 SGB XI) messen zu können und ohne das Messinstrument einem Pre-Test durchlaufen zu lassen (vgl. Bonato, 2010, S. 14), erzeugt bzw. provoziert nicht ohne Grund Klagen der Altenheimbetreiber an den Sozialgerichten. Schlechte Noten können existenzbedrohend für die Betreiber werden und so fühlen sich nach Meinung des Autors Heim- und Pflegedienstleitungen zu Recht durch das neue Instrument der PTVS bedroht – vor allem wenn es einerseits nicht die Qualität misst, die der Gesetzgeber fordert und andererseits die Verbraucher fälschlicherweise denken die Qualität von Pflegeeinrichtungen in den Noten ablesen zu können. Der Bundesrat als Kontroll- und Mitbestimmungsorgan der Bundesländer bei der Gesetzgebung ist sich bewusst darüber, das die Vertragspartner der PTVS Neuland betreten haben und zudem aufgrund des knapp bemessenen gesetzlich vorgeschriebenen Verhandlungzeitraumes kein Pretest-Verfahren durchführen konnten. Der Bundesrat sieht in einer Stellungnahme zur PTVS/QPR (Bundesrats-Drucksache 63/10) die Vereinbarung als lernendes System.

Immerhin soll mit der Evaluation der Transparenzkriterien Ende des Jahres 2010 die Ergebnisse des im Dezember 2008 begonnenen und voraussichtlich bis November 2010 abgeschlossenen Projektes der Universität Bielefeld zur Entwicklung von Methoden und Instrumenten zur Messung von Ergebnisqualität der Versorgung in vollstationären Pflegeeinrichtungen mit einbezogen werden (vgl. QPR 2009, S. 3). Ob sich die Validitätslücke allerdings so schnell durch ein einzelnes Forschungsprojekt schließen lässt, bezweifelt der Autor an dieser Stelle. Vielmehr sind Verbesserungen an vielen Stellen der PTVS nötig, um den Ansprüchen des Gesetzgebers gerecht zu werden. So enthält der Kriterienkatalog der PTVS beispielsweise keine so genannten K.O-Kriterien, die bei Nicht-Erfüllung dieses Kriteriums den abgefragten Qualitätsbereich als nicht erfüllt einstufen. Zur Vertiefung an der Methodenkritik an der PTVS, auf die im Rahmen dieser Arbeit aufgrund des vorgeschriebenen beschränkten Seitenumfanges nicht tiefer eingegangen werden kann, wird auf das Gutachten von Prof. Macellus Bonato zu den Pflegenoten im Auftrag der Diakonie Rheinland-Westfalen-Lippe hingewiesen, das die Methodik eingehend untersucht und Empfehlungen zur Weiterentwickelung des Verfahrens gibt (vgl. Bonato 2010, S. 15). Dass sich die Kriterien der PTVS nicht immer eindeutig mit erfüllt oder nicht-erfüllt beantwortet lassen und so zu einer verzerrten Wahrnehmung bei den Nutzern der Transparenzberichte führen können, wird anhand von drei ausgewählten Transparenzkriterien in Kapitel 6 gezeigt.

5.2 Erste Erfahrungen in der Umsetzung des Verfahrens

Die ersten Begutachtungen in stationären Pflegeeinrichtungen nach dem neuen Bewertungssystem des MDK fanden am 01. Juli 2009 statt. Am 01. Dezember 2009 wurden die ersten durch den Medizinischen Dienst der Krankenversicherung ermittelten Noten im Internet veröffentlicht. Die nachfolgenden ersten Erfahrungen beziehen sich auf Interviewfragen aus Fachbüchern und Fachzeitschriften, die sich an Einrichtungs- und Pflegedienstleitungen verschiedener Träger richteten. Dabei handelt es sich zwar um Einzelmeinungen, in der Tendenz zeigen sie jedoch in die gleiche Richtung. Zur einfacheren Übersicht sind die einzelnen Probleme mit der Umsetzung des Verfahrens durch Überschriften gekennzeichnet:

Probleme mit der Bewohnerauswahl

Nach Beginn der Prüfungen am 01. Juli 2009 stellten sich einige Änderungen im Vergleich zu den alten Prüfungen des MDK dar. Zehn Prozent der in die Pflegestufen I bis III eingestuften Bewohner müssen in die Stichprobe der Prüfungen aufgenommen werden (QPR, S. 13). Diese neue Vorgehensweise wird von den Altenheimbetreibern als enorm aufwendig und zeitintensiv wahrgenommen (vgl. Böhme & Müller, S. 113), da die nach Zufallsprinzip ausgewählten Bewohner sich äußern können müssen, sowie der Bewohner selbst oder dessen Betreuer der Begutachtung zustimmen müssen. So trivial diese Auswahlkriterien auch zu sein scheinen, so gilt es zu bedenken, dass im Altenheimbereich ein großer Teil gerontopsychiatrisch veränderter Menschen lebt. Gerade dieser Personenkreis wird je nach Bewohnerstruktur in den Einrichtungen häufig versorgt und kann aufgrund der Auswahlkriterien nicht in die Stichprobe mit einbezogen werden. „Das Auswahlverfahren hat zur Folge, dass z. B bei uns ein hoher Anteil an Pflegestufe-III-Patienten versorgt wird, die also intensiv gepflegt werden müssen, die sich aber nicht ausdrücken können. Und […] es werden [dann] die leichter Pflegebedürftigen oder leichter dementen Patienten geprüft" (Böhme & Müller, S. 119). Dies kann für die Einrichtung schon bei der Festlegung der Stichprobe Probleme mit sich bringen. „Und gerade der Patientenstamm, bei dem man eigentlich den Qualitätsunterschied in der Pflege am Patienten feststellen kann, der kommt dann in der Prüfung gar nicht vor, sondern nur die leichter Pflegebedürftigen, die sich eben ausdrücken können" (ebd.).

Probleme und Umgang mit den Prüfern des MDK

Die Prüfungen werden im Vergleich zu den alten Prüfungen, die mehr Fragen umfassten, als effektiver in ihrer Durchführung wahrgenommen. „Jetzt war es so, dass die Prüfer [...] sich vorher schon abgesprochen hatten, sich dann innerhalb von fünf Minuten im Haus verteilt hatten und sehr effektiv und intensiv geprüft haben" (Böhme & Müller, S. 118). Auch die Schulung der Prüfer in Bezug auf ihre Freundlichkeit wird positiv aufgenommen (vgl. ebd. S. 124). Aber die Prüfer des MDK werden jetzt in ihrer Kommunikation als direkter erlebt. „Die Zeit der Diskussion in der Prüfung ist vorbei. Während sich die Prüfer früher eher schon einmal auf Diskussionen und Gespräche eingelassen [...] haben, wird jetzt erwartet, dass die Fragen ohne Umschweife und Diskussionen sofort beantwortet werden" (vgl. ebd., S. 124-125). Dieses Vorgehen ist im Sinne einer Effektivitätssteigerung der Prüfungen gewiss positiv zu bewerten, jedoch sollte es nach Meinung des Autors zu einem fachlichen Austausch zwischen Prüfer und Einrichtung kommen. Dieser fachliche Austausch soll nun in Form des Beratungsansatzes des MDK zur Fragen der Qualitätssicherung nach §114 a SGB XI stattfinden. In der Praxis findet der Beratungsansatz bisher kaum statt (ebd.). Das jetzige Vorgehen der Prüfer des MDK ist sicherlich auch der Tatsache geschuldet, das bis Ende des Jahres 2010 alle Altenheime in Deutschland überprüft werden müssen.

Die Anwesenheit der Prüfer für den laufenden Betrieb wird von den Verantwortlichen und Pflegepersonal in den Altenheimen als Belastung empfunden. Dadurch dass die MDK-Prüfungen unangekündigt durchgeführt werden, wird zunächst die Heim- und die Pflegedienstleitung von den Prüfern zwischen sechs und acht Stunden in Anspruch genommen, um u.a Fragen zur Struktur- und Prozessqualität in Form von Unterlagen, Konzepten und Regelungen zu beantworten (vgl. Böhme & Müller 2009, S. 125). Je nach Einrichtungsgröße sind drei bis sechs Prüfer für ein bis drei Tage in den Altenheimen anwesend. Der MDK verlangt von den examinierten Pflegekräften auf den Wohnbereichen eine Begleitung bei der Inaugenscheinnahme des Pflegezustandes des Bewohners. „Es ist natürlich für die anwesende Schicht problematisch, weil jeder Prüfer eine Fachkraft in Beschlag nimmt, die dann im Endeffekt ihre Pflegearbeit nicht in dem Maße verrichten kann" (ebd., S. 118). Die Anwesenheit einer Pflegefachkraft bei der Überprüfung des Pflegezustandes des Bewohners ist nach Meinung des Autors sicherlich richtig, da der Bewohner so einen vertrauten Ansprechpartner in dieser ungewohnten Prüfungssituation zur Verfügung hat. Für die Bewohnerbefragung wünscht der MDK keine Anwesenheit von Pflegefachkräften, um die ohnehin häufig nach sozialer Erwünschtheit antwortenden Bewohner (vgl. Mummendey, 1999) die Möglichkeit zu geben unbeeinflusst zu antworten. „Grundsätzlich sollte die Befragung nicht in Anwesenheit eines

Mitarbeiters der Pflegeeinrichtung durchgeführt werden, es sei denn der Pflegebedürftige wünscht dies" (MDK-Anleitung stationär, S. 202). Tatsache ist aber, dass durch die Einbeziehung der Pflegefachkräfte der Betriebsablauf zunächst gestört wird und angelernte Hilfskräfte den Stationsablauf aufrecht erhalten müssen (vgl. Schütte 2009, S. 27). Angesichts der ohnehin dünnen Personaldecke in der Altenpflege ist es daher für die Pflegedienstleitung nur möglich den täglichen Betrieb durch Abruf bereits im Freizeitausgleich befindlicher Kräfte aufrechtzuerhalten (vgl. ebs, S. 27).

Nach Meinung des Autors ist es schwer begreiflich, dass zur Aufrechterhaltung des Pflegeablaufes auf den Wohnbereichen Personalressourcen aktiviert werden müssen, die von den Kostenträgern bei den Pflegesatzverfahren (§ 85 SGB XI) nicht refinanziert werden, obwohl an den Tagen der MDK-Prüfung offensichtlich ein Mehrarbeitsbedarf für die Mitarbeiter entsteht. Das wirft die Frage auf, ob die MDK-Prüfungen und ihre Personalanforderungen an die Leistungserbringer, insbesondere die Beanspruchung von Führungs- und Pflegepersonal überzogen sind. Man beachte an dieser Stelle, dass im Gegensatz zum Krankenhausbereich, in dem i.d.R fast nur Pflegefachkräfte auf den Stationen arbeiten, der Gesetzgeber für den Altenheimbereich lediglich eine Fachkraftquote von 50 Prozent vorsieht. Zudem ist zu bedenken, dass 70 Prozent der in der Altenpflege beschäftigten Personen in Teilzeit arbeiten und davon 15 bis 20 Prozent der Teilzeitbeschäftigen als geringfügig Beschäftigte arbeiten (vgl. Schütte 2009, S. 27). Die Beanspruchung der Pflegefachkräfte ist so nach Meinung des Autors im Vergleich zu ihren Kollegen im Krankenhaus aus einem anderen Blickwinkel zu betrachten, da die in der Altenpflege tätigen Personen über weniger Fachpersonalressourcen verfügen. Kommen zu den täglichen Belastungen der Pflegefachkräfte zusätzlich noch auf mehrere Tage angelegte Prüfungen des Medizinischen Dienstes hinzu, deren Mitarbeiter eine Begleitung einfordern, ist nach Meinung des Autors die Grenze der Belastbarkeitsgrenze des Pflegepersonals, egal ob bei Fach- oder Hilfskräften überschritten. Der Autor schließt sich nach eigener Erfahrung bei einer MDK-Prüfung nach der PTVS dem Fazit von Dr. Franz Schütte, Geschäftsführer/Heimleiter in Schönberg an: „Die unangemeldeten MDK-Prüfungen überrollen die Einrichtungen und führen zunächst zu einem Qualitätsverlust" (vgl. ebd., S. 27). Letztendlich lässt sich die Frage nach einer Angemessenheit der MDK-Prüfungen erst nach einer Evaluation der ersten Erfahrungen mit der PTVS Ende des Jahres 2010 beantworten, wenn alle deutschen Altenheime überprüft worden sind. Die quantitative und qualitative Auswertung der Transparenzergebnisse der Medizinischen Dienste für die stationäre und ambulante Pflege (Berichtsraum stationäre Pflege: August und September 2009) vom 16.02.2010 (vgl. MDS 2010a) gibt keinen Aufschluss über den oben geschilderten Sachverhalt.

Hier sei nach Meinung des Autors darauf zu hoffen, dass die Vertragspartner die Mehrarbeit bei den Prüfungen durch die zukünftige Ausgestaltung des Pflegesatzverfahrens berücksichtigen.

Qualifikation der Prüfer

Zurzeit arbeiten Prüfer unterschiedlicher Professionen (Pflege und Medizin) beim MDK. Es kann aufgrund der unterschiedlichen Berufsausbildungen in den Professionen von unterschiedlichen Qualitätsniveaus der Beteiligten ausgegangen werden (vgl. Görres & Hasseler 2009, S. 59). Auf die Qualitätsprüfungen beim MDK werden die Prüfer durch hausinterne Schulungen vorbereitet. Die Erstellung der Qualitätsberichte sowie Transparenzberichte setzt jedoch Fähigkeiten und Kenntnisse voraus, die zunächst zumindest bei der Profession Pflege nicht Inhalt der Ausbildung sind; bezogen auf wissenschaftliche Fundierung der Situationseinschätzung und Beratungsempfehlungen bei den Prüfungen (ebd.). Das Qualifizierungsniveau der Prüfer liegt den Autoren des iap-Gutachtens zufolge unterhalb des Niveaus der Abgänger der Bachelorstudiengänge im Bereich Pflege, [...] „so dass bei diesen Personen zumindest keine ausgeprägte pflegewissenschaftliche Fundierung vorausgesetzt werden kann" (vgl. ebd., S. 48).

Eine differenzierte Situationseinschätzung mit daraus resultierenden Beratungsempfehlungen ist angesichts der Tragweite der MDK-Berichte u. –Noten nötig, da die Bewertungen des MDK zunehmend von Kreditinstituten eingefordert werden, um Kreditrichtlinien für betroffene Altenheime festzulegen (vgl. ebd., S. 12). So kann eine übertriebene Strenge oder Milde bei der Beurteilung der Kriterien der PTVS durch die Prüfer zu einer existentiellen Frage für die Einrichtungen werden.

Grundsätzlich soll laut QPR die Prüfung von Pflegefachkräften durchgeführt werden (QPR 2009, S. 11). Das laut eigenem Anforderungsprofil des MDK an Pflegefachkräfte, Altenpfleger nur teilweise zugelassen werden (MDK 2010, S. 3) ist nach Meinung des Autors, der selber Altenpfleger ist unverständlich. „Alle MDK-Mitarbeiter, die ich bei Prüfungen kennen gelernt habe sind Krankenpfleger oder Ärzte. Kein Mitarbeiter ist stattlich anerkannter Altenpfleger, womöglich noch mit gerontopsychiatrischer Weiterbildung. Alle MDK-Mitarbeiter, die ich bisher kennen gelernt habe, haben ihre praktische Zeit in einem Krankenhaus verbracht. Niemand von ihnen hat je zuvor im Altenheim gearbeitet" (Schönlau 2010). Nach Meinung des Autors ist es wichtig, als Prüfer Kenntnisse der Beziehungsarbeit in der Altenpflege zu besitzen, die einen völlig anderen Ansatz verfolgt als therapeutisch-klinische Ansätze, die auf Gesundung und Entlassung abzielen. Prüfer, die ihre praktische Erfahrung im Krankenhausbereich gesammelt haben, werden die Verwendung von klinisch-medizinischen Parametern zur Beurteilung der Pflegequalität bedingt durch mangelnde Erfahrung in der Lebenswelt eines

Altenheimes mit allen ihren Facetten unkritischer verfolgen. Auch können sie sich höchstwahrscheinlich keine realistische Vorstellung machen von der täglichen Arbeit eines Altenpflegers im Umgang mit den Bewohnern und wovon diese Arbeit vorrangig geprägt ist. Einen Überblick über die Lebenswelt Altenheim und die Beziehungsgestaltung mit Bewohnern gibt Ursula Koch-Straube in einer ethnologischen Studie (Koch-Straube 1997). Um Vorurteilsbildung von anderen pflegerischen Berufsgruppen gegenüber der Altenpflege bei der MDK-Prüfung entgegenzuwirken, sind staatlich anerkannte Altenpfleger als Begutachter nach Meinung des Autors die bessere Wahl. Subjektive Beeinträchtigungen bei der Prüfung durch Vorurteile könnten so vermindert werden.

Effektivität des Verfahrens

Der Gesetzgeber hat wie in Kapitel 3.1.1 dargestellt, die Ergebnis- und die Lebensqualität in den Mittelpunkt der Prüfungen durch den MDK gestellt (vgl. § 114 SGB XI). Obwohl durch ihre Interessenvertreter bei der Erarbeitung der PTVS vertreten, fühlen sich die Betreiber von Altenheimen von der Art der Ermittlung der Ergebnisqualität enttäuscht. „Also, es ist wieder überwiegend eine Dokumentationsprüfung" (Böhme & Müller, 2009, S. 119). Nach Meinung des Autors ist die Enttäuschung der Altenheimbetreiber zu verstehen, die sich offensichtlich eine Abkehr von den bisherigen MDK-Prüfungen hin zu Prüfungen, die ihre Arbeit in Form einer Abbildung der Ergebnisqualität wünschen. Dennoch ist nach Meinung des Autors eine Hinzuziehung der Dokumentation bei den Qualitätsprüfungen wenig verwunderlich. Wie soll der MDK die gewünschte Ergebnis- und Lebensqualität in den Altenheimen erfassen, wenn es keine validen Messinstrumente zu deren Ermittlung gibt? Letztendlich stützt sich der MDK notgedrungen auf die Dokumentation, wie die Ausfüllanleitung für die Prüfer zeigt (vgl. Klie 2010a, S. 68). Die Stützung der MDK-Prüfung auf die Dokumentenqualität stellt allerdings nach Meinung des MDK einen Zusammenhang zwischen Dokumentenqualität und Ergebnisqualität dar. Dieser Zusammenhang muss nicht in jedem Fall kausal sein. Berücksichtigt man vor allem die Probleme der Führung einer qualitativen Pflegedokumentation, bedingt durch den Umstand, das sehr häufig Migranten als ungelernte oder examinierte Pflegekräfte in der Altenpflege eingesetzt werden (vgl. ebd.). Durch den Einsatz von mindestens 50 Prozent angelerntem Personal, das ebenfalls seine Leistungen, wenn auch in geringerem Maße als die für den Pflegeprozess verantwortlichen Pflegefachkräfte dokumentieren muss, verschärfen sich die Probleme der Führung einer qualitativen Pflegedokumentation. Dokumentationen als realistische Abbildung der Pflegequalität anzusehen, ist nach Meinung des Autors ein sehr fragwürdiges Instrument, da die dort beschriebene Pflegeergebnisqualität nicht immer dem Kenntnisstand der deutschen Sprache und dem Kenntnisstand ungelernter Fachkräfte entspricht, nur weil diese aufschreiben, was sie ihrer Meinung nach getan haben.

Überbetonung der (Pflege)dokumentation

Grundsätzlich geht der Tenor der befragten Pflegedienst- und Heimleitungen in eine Richtung: Die neuen MDK-Prüfungen werden überwiegend als eine Dokumentenprüfung angesehen. „Selbstverständlich entspricht dies nicht dem gesunden Menschenverstand, aber die Prüfer sind angehalten, nach dem Prinzip zu verfahren: Was nicht dokumentiert ist, gilt als nicht erbracht" (Böhme & Müller 2009, S. 116) Dies führte in den Einrichtungen zu verstärkten Anstrengungen im Qualitätsmanagement-Bereich, um die Anforderungen, insbesondere die 82 Kriterien der PTVS, die veröffentlicht werden, zu erfüllen. Das Sozialgericht Münster problematisiert in einer einstweiligen Verfügung gegen die Veröffentlichung von Pflegenoten einer Altenpflegeeinrichtung in Münster die Überbetonung der Struktur- und Prozessqualität durch die PTVS. „[Das Gericht] hat in diesem Zusammenhang festgestellt, dass die Qualitätsprüfungen nicht dazu führen dürfen, dass Pflegeeinrichtungen über Gebühr die Pflegeprozesse dokumentieren müssten, der bürokratische Aufwand mit den Qualitätsprüfungen zunehme und die Einrichtung von den eigentlichen Aufgaben der alltäglichen Begleitung und Betreuung ihrer Bewohner abhalte" (Klie 2010b, S. 62). Doch genau dieser zunehmende bürokratische Aufwand und die einseitige Ausrichtung der Qualitätsbestrebungen der Einrichtungen mit dem Augenmerk auf die PTVS sind eingetreten. „Durchschnittlich wendet ein Heim mittlerer Größe 80 Stunden für die Begleitung und Nachbereitung der MDK-Prüfung auf, Zeit, die für die Begleitung und Assistenz der pflegebedürftigen Bewohner nicht zur Verfügung steht" (CBT 2010).

Notenunterschiede und subjektive Beurteilung der Kriterien

Die Prüfung wird als reine Negativprüfung von den Einrichtungen erlebt, in der Dokumentations- und Konzeptionsmängel zu Lasten der Einrichtungen gehen. So wird von Seiten der Leistungserbringer den Prüfern des MDK Subjektivität bei der Beantwortung der Kriterien vorgeworfen. So sind trotz einheitlicher Bewertungssystematik doch unterschiedliche Ergebnisse von Bundesland zu Bundesland zu verzeichnen, was sich in teils erheblichen unterschiedlichen Durchschnittsnoten widerspiegelt. So lagen die Landesdurchschnittswerte mit dem Stand vom 16.06.2010 (vgl. http://www.pflegenoten.de/Veroeffentlichungen_Uebersicht. gkvnet) in Nordrhein-Westfalen bei 2,5 (=befriedigend) und in Baden-Württemberg bei 1,2 (=sehr gut). Es ist möglich, dass die unterschiedlichen Durchschnittsnoten nur die unterschiedliche Qualität der Altenheime in den Bundesländern widerspiegeln. Wahrscheinlicher für den oben genannten Notenunterschied ist aber ein großer Entscheidungsspielraum der Prüfer, der sich mit Milde oder Strenge bei der Bewertung in unterschiedlichen Noten und so auch in unterschiedlichen Landesdurchschnitten nach Meinung des Autors widerspiegeln kann. [Die Leistungserbringer] „verweisen auf von Bundesland zu Bundesland unterschiedliche Ergebnisse bei vergleichbaren Einrichtungen. Gründe seien in den Qualitätsprüfungsrichtlinien sowie im beträchtlichen Spielraum zu suchen, die die Prüfer vor Ort hätten" (vgl. Daneke 2010, S. 468). Diese unterschiedlichen Bewertungen machen sich auch bei zwei Häusern, die vom selben Träger im Münsterland betrieben werden bemerkbar. So erhielt das eine Haus ein „mangelhaft" für seine Essensversorgung, das andere ein „sehr gut". „Beide Häuser haben den gleichen Träger, eine gemeinsame Leitung, das gleiche Konzept und bekommen das Essen aus der gleichen Küche" (MZ 2010) Dass bisher kein größerer Protest der Leistungserbringer in der Öffentlichkeit wahrgenommen wird, scheint auch an einem Gewöhnungsprozess der Verantwortlichen in den Altenpflegeeinrichtungen zu liegen, die sich nicht erst seit Einführung der PTVS, sondern seit Jahren einem fragwürdigen Kontrollsystem unterwerfen müssen, das wissenschaftlichen Bewertungskriterien nicht standhält (vgl. Pfannkuch 2010, vgl. Görres & Hasseler 2009).

Unterschiedliche Bewertung der ersten Evaluation

Nach der Vorstellung der ersten bundesweiten Ergebnisse am 24. Februar 2010 durch den MDS *[Anmerkung des Autors: Der MDS ist der Spitzenverband des Bund der Krankenkassen e.V. mit der Aufgabe der Beratung des GKV-Spitzenverbandes und Koordination der Medizinischen Dienste. Allgemein wird in dieser Arbeit der Begriff MDK verwendet, da dieser in den Einrichtungen der Altenhilfe und in der Öffentlichkeit geläufiger ist.]* zeigte sich, das von den ersten 1057 überprüften Pflegeheimen über 700 eine „sehr gute" oder „gute" Qualität bescheinigt bekamen. Die übrigen Häuser bekamen als Gesamtnote ein „befriedigend" ausgestellt und nur 73 Heime erhielten ein „ausreichend" (vgl. MDS 2009a). Nach Meinung des MDK zeigen die ersten Ergebnisse Verbesserungspotential bei den Qualitätsbemühungen der Altenheime. Nach den überwiegend guten Ergebnissen, die nach Meinung des MDK auch ihren Grund der Beteiligung der Leistungserbringerverbände bei der gemeinsamen Erstellung der PTVS haben (vgl. Pick 2010), überlegt der MDK eine kurzfristige Änderung der PTVS, um so genannte K.O-Kriterien einzuführen, die es unmöglich machen sollen, schlechte Bewertungen von Risikokriterien, wie z. B Flüssigkeitsversorgung, Dekubitusprophylaxe und Ernährungszustand durch andere gute Bewertungen auszugleichen, um so doch in der Gesamtnote gute Noten zu erhalten. Die Leistungserbringer wehren sich gegen eine kurzfristige

Änderung der PTVS, da ihrer Meinung nach erst die gesetzlich vorgeschriebenen Gesamtevaluation der Ergebnisse aller Altenheime Ende des Jahres 2010 abgewartet werden sollte, um die Altenheime nicht mit immer neuen kurzfristigen Änderungen zu konfrontieren. „Um jedoch nicht Dokumentationsdefizite mit Versorgungsdefiziten zu verwechseln, darf sich eine Änderung nicht nur auf die Bewertung/Benotung beziehen, sondern muss ebenso inhaltliche Aspekte der Kriterien und Ausfüllanleitung berücksichtigen" (DBfK 2010). Nach Meinung des Autors erscheint das sinnvoll, da sonst eine Evaluation der Ergebnisse mit unterschiedlichen Prüfbedingungen schwierig ist. Letztendlich kann der GKV-Spitzenverband nicht einseitig eine Veränderung vornehmen, „Die Gesetzeslage sieht zwingend vor, dass Änderungen an den Pflegenoten nur im Einvernehmen von GKV-Spitzenverband und den Trägerorganisationen möglich sind. Um alleine aktiv zu werden, sind dem GKV-Spitzenverband die Hände gebunden" (GKV 2010b).

Das nachfolgende Kapitel geht der Frage nach, ob der von den Leistungserbringern beklagte große Ermessensspielraum der Prüfer bei der Beantwortung der Kriterien der PTVS tatsächlich gegeben ist und somit subjektive Einschätzungen von Seiten der Prüfer des MDK möglich sind.

6 Ausgewählte Transparenzkriterien

Dieses Kapitel soll drei Transparenzkriterien und deren subjektiven, nicht eindeutigen oder nur anhand der Dokumentation festgelegten Bewertungsmöglichkeiten aufzeigen. Die Auswahl ist auf drei Transparenzkriterien beschränkt, da eine Analyse aller 82 Transparenzkriterien den Rahmen dieser Bachelorarbeit übersteigen würde.

6.1 Kriterium 1

Tabelle 3: *Auszug aus PTVS (2008), MDK-Anleitung stationär, S. 139*

M/T1/B		ja	nein	t.n.z.	E.
12.1	Ist bei Bedarf eine aktive Kommunikation mit dem Arzt nachvollziehbar?	☐	☐	☐	☐

Ausfüllanleitung zu 12.1:

Die Frage ist mit „ja" zu beantworten, wenn:

- *aus Telefonnotizen und sonstigen Einträgen in die Pflegedokumentation erkennbar ist, dass im Falle von Akuterkrankungen, Unfällen bzw. Veränderungen des Gesundheitszustandes bei chronischen Erkrankungen Kontakt zum behandelnden Arzt aufgenommen worden ist*
- *und ggf. die ärztlich empfohlenen Maßnahmen eingeleitet wurden (z.B. Anpassung therapeutischer Maßnahmen, Besuch der Arztpraxis oder Bestellung des Notarztes oder Veranlassung einer Notaufnahme in ein Krankenhaus durch einen Kranken- oder Rettungswagen).*

Erläuterung zur Prüffrage 12.1: Keine.

Das Kriterium 12.1 der PTVS mit der Frage nach der aktiven nachvollziehbaren Kommunikation mit dem Arzt ist als reine Dokumentenprüfung ausgelegt und lässt sich schnell negativ bewerten, wenn ein Eintrag in der Pflegedokumentation fehlt. Bei diesem Kriterium lässt sich die in Kapitel 5 geschilderte Negativprüfung des MDK nachvollziehen. Zudem wird hier die schwere Einbindung der behandelnden Haus- und Fachärzte bei der Behandlung der Bewohner verkannt. So sind im Durchschnitt 23 Ärzte pro Heim tätig, da die Bewohner eine freie Arztwahl haben und ein einziger vom Altenheim bestellter Heimarzt bisher die Ausnahme ist. Die behandelnden Ärzte sind in der Regel schwer persönlich zu erreichen. Meist kann das Pflegepersonal nur mit den Sprechstundenhilfen sprechen. Des Weiteren führen Ärzte die Pflegedokumentation unzureichend und lassen Pflegekräfte oft Behandlungen nicht nach dem aktuellen Stand des Wissens durchführen, indem sie die Kooperation bei der Umsetzung von Expertenstandards ganz oder teilweise verweigern (vgl. Schäufele & Weyerer, 2009). Eine aktive nachvollziehbare Kommunikation mit dem Arzt kann unter diesen Rahmenbedingungen nur schwer erfüllt werden. An dieser Stelle sei die Frage erlaubt, ob die Qualitätsanforderungen des MDK angesichts der geschilderten Rahmenbedingungen zu erfüllen sind. Nach Meinung des Autors ist dieses Kriterium nur schwer erfüllbar. Bei der Bewertung dieses Kriteriums kommt es auch auf einen streng oder milde gestimmten Prüfer an, der den Ausschlag für eine positive oder negative Bewertung geben kann.

6.2 Kriterium 2

Tabelle 4: *Auszug aus PTVS (2008), MDK-Anleitung stationär, S. 141*

M/T4/B		ja	nein	t.n.z.	E.
12.4	Ist der Umgang mit Medikamenten sachgerecht?	☐	☐	☐	☐

Ausfüllanleitung zu 12.4:

Der Umgang mit Medikamenten ist sach- und fachgerecht, wenn:

a) *die gerichteten Medikamente mit den Angaben in der Pflegedokumentation überein-stimmen,*

b) *diese bewohnerbezogen beschriftet aufbewahrt werden,*

c) *ggf. eine notwendige Kühlschranklagerung (2 – 8°) erfolgt,*

d) *diese als Betäubungsmittel verschlossen und gesondert aufbewahrt werden,*

e) *bei einer begrenzten Gebrauchsdauer nach dem Öffnen der Verpackung das Anbruch- und Verfallsdatum ausgewiesen wird,*

f) *Medikamente in Blisterpackungen mit eindeutigen Bewohnerangaben (insbesondere Name, Vorname, Geburtsdatum) sowie mit Angaben zu den Medikamenten (Name, Farbe, Form, Stärke) ausgezeichnet werden,*

g) *bei Verblisterung die Medikamente direkt aus der Blisterpackung gereicht werden,*

h) *bei Verblisterung eine kurzfristige Umsetzung der Medikamentenumstellung gewähr-leistet wird.*

Die Kriterien f – h sind nur bei Verblisterung relevant.

Das Kriterium 12.4 der PTVS mit der Frage zum sachgerechten Umgang mit Medikamenten lässt sich ebenfalls aufgrund der vielen Deutungen nach der Ausfüllanleitung nicht eindeutig mit „ja" oder „nein" beantworten. So kann schon bei dem unabsichtlichen Verzicht der Angabe des Anbruchsdatums bei Medikamenten mit begrenzter Gebrauchsdauer durch die Pflegefachkräfte das Kriterium mit „nein", also nicht erfüllt gelten. Sollte das Kriterium bei mehreren Bewohnern der Stichprobe zu einem negativen Ergebnis führen, so wird dieses Kriterium insgesamt als nicht erfüllt, also in Noten ausgedrückt: „mangelhaft" gewertet. So wird aus einer vergleichsweise kleinen Nachlässigkeit, die keineswegs unabdingbar zu einer falschen Medikamentenvergabe führen muss, da ohnehin zumeist immer nur eine einzige Packung des einzelnen Medikamentes in Gebrauch ist, u.U. eine „existenzbedrohende Beurteilung". Im Transparenzbericht aufgenommen und veröffentlicht, suggeriert dieses Kriterium dem Verbraucher den Eindruck, das den Bewohnern in dem betroffenen Altenheim nicht die richtigen Medikamente gegeben oder der Umgang mit Medikamenten scheinbar falsch erfolgt. Der Verbraucher als Laie hat keine Möglichkeit zu überprüfen, wie der Prüfer zu dieser Note kam. Damit wird dieses Kriterium den Anspruch des Gesetzgebers nicht gerecht, die Prüfergebnisse laienverständlich zugänglich zu machen, wenn das Zustandekommen dieser Bewertung nicht erklärt wird.

Gar nicht berücksichtigt werden z. B die Faktoren, welche Medikamente nicht gleichzeitig gegeben werden dürfen, da sie sich eventuell gegenseitig in ihrer Wirkung aufheben oder Wechselwirkungen zeigen. Manche Medikamente werden vor dem Essen gegeben, manche danach. Einige Medikamente werden morgens nüchtern gegeben wie z. B. Antiparkinsonmittel. Die genannten Kriterien sind nach Meinung des Autors objektiv nicht ausreichend, um die sachgerechte Vergabe abzubilden.

6.3 Kriterium 3

Tabelle 5: *Auszug aus PTVS (2008), MDK-Anleitung stationär, S. 173*

M/T13/B		ja	nein		E.
14.5	Werden individuelle Ernährungsressourcen und Risiken erfasst?	☐	☐		☐

Ausfüllanleitung zu 14.5:

Für alle Bewohner des Pflegeheims soll geprüft werden, ob ein Ernährungsrisiko besteht. Ist dies der Fall, ist das individuelle Ernährungsrisiko zu ermitteln und zu beschreiben.

<u>Erläuterung zur Prüffrage 14.5:</u>

Die Frage ist mit ja zu beantworten, wenn

- das Ernährungsrisiko bei jedem Bewohner erfasst ist (mindestens zu Beginn des pflegerischen Auftrags), ggf. mit Hilfe eines Screening-Instruments (z.B. MNA).

- die individuellen Ernährungsressourcen, wie z.B. die Vorlieben, Abneigungen und Gewohnheiten im Zusammenhang mit der Ernährung (Essbiografie), bekannt sind.

MDK-Anleitung stationär   173

---

bei Bewohnern mit vorliegendem Risiko oder Anzeichen einer Mangelernährung eine tiefer gehende Einschätzung der Ernährungssituation und der sie beeinflussenden Faktoren (Assessment) vorliegt.

Das Kriterium 14.5 der PTVS zielt auf die Abfrage von individuellen Ernährungsressourcen und die Erfassung von Risiken. Es lassen sich Unterschiede zwischen der Ausfüllanleitung und der Erläuterung zur Prüffrage erkennen. So „soll" für alle Bewohner des Pflegeheims geprüft werden, ob ein Ernährungsrisiko besteht. Aus dieser Beschreibung lässt sich nach Meinung des Autors ableiten, dass ein Ernährungsrisiko erst geprüft werden muss, wenn es dazu einen Anlass gibt. Beispielsweise sind solche Anlässe Gewichtsabnahme oder eine Verschlechterung des Allgemeinzustandes. In diesem Falle ist das individuelle Ernährungsrisiko zu ermitteln und zu beschreiben. In der Erläuterung zur Prüffrage wird allerdings verlangt, das bei „jedem" Bewohner das Ernährungsrisiko mit Hilfe eines Screening-Instrumentes festgestellt, eine Essbiografie angefertigt und ein Assessment zur tiefer gehenden Einschätzung der Ernährungssituation angefertigt wird (vgl. Richter & Wipp 2010, S. 16). Dies ist nach Meinung des Autors eine einseitige Verschärfung des Kriteriums durch den MDK, der die Ausfüllanleitung für die Prüfer ohne Einbeziehung der Leistungserbringer erstellt hat. Der Dokumentationsaufwand für die Altenheime steigt durch die Anwendung von Screenings, Assessments und der Anfertigung von Essbiografien für „jeden" Bewohner erheblich an. Die Ausdehnung der Frage auf jeden Bewohner ist nach Meinung des Autors fachlich nicht begründbar. Vielmehr macht die einseitige Verschärfung des Kriteriums das defizitorientierte Pflegeverständnis des MDK mit seiner einseitigen Ausrichtung auf vorwiegend klinisch-medizinische Parameter deutlich.

7 Zusammenfassende Bewertung

Mit den durch das Pflegeweiterentwicklungsgesetz erfolgten Änderungen im Sozialgesetzbuch XI möchte der Gesetzgeber die Eigenverantwortung der Leistungserbringer, der Kostenträger und des MDK stärken, indem sie die Grundsätze der Qualitätssicherung und –entwicklung unter gesetzlichen Vorgaben gemeinsam erarbeiten müssen. Bei dieser erstmaligen Zusammenarbeit prallten unterschiedliche Vorstellungen der Definition von Pflegequalität aufeinander. Während der MDK in seiner Rolle als Prüfinstitution für Altenheime und Erfüllungsgehilfe der Pflegekassen einem von der Fachöffentlichkeit immer wieder vorgeworfenen defizitorientierten Pflegeverständnis nachgeht, haben die Leistungserbringer spätestens mit der durch das Pflegequalitätssicherungsgesetz auferlegten Pflicht zum Aufbau eines Qualitätsmanagementsystems eigene Vorstellungen der Qualitätssicherung entwickelt. Diese mündeten entweder in dem Aufbau eines in sich geschlossenen, ursprünglich in der Industrie entwickelten Qualitätsmanagementsystems (z. B nach DIN EN ISO 9001, TQM) oder in einem Aufbau von Qualitätsmanagementsystemen die „nur" die gesetzlichen Anforderungen bzw. die des MDK berücksichtigten. Durch die Entwicklung der PTVS sehen sich die Leistungserbringer nun mit einem erstarkten MDK konfrontiert, der zwar gemeinsam mit ihnen die PTVS als Baustein der QPR entwickelt hat, aber die Ausfüllhilfe für die Prüfer, anhand derer ersichtlich ist, wann die erstellten Kriterien erfüllt sind an den Vertretern der Leistungserbringer vorbei im Schnellverfahren hat genehmigen lassen. Die bisherigen Bemühungen der Leistungserbringer durch Zertifizierungen die Struktur- und vor allem Prozessqualität durch Externe nachweisen zu lassen und die so ein eigenes Qualitätsverständnis entwickelten, kann zu einer verkürzten Prüfung des MDK bei der Überprüfung der gesamten QPR führen. Da nach § 113 SGB XI aber die von den Vertragspartnern der PTVS als verlässlich einzustufenden Zertifizierungs- u.

Prüfverfahren noch nicht festgelegt sind, ist hierzu zum Stand dieser Arbeit keine Aussage zu treffen. Die eigenen Qualitätsbemühungen der Leistungserbringer sind zwar positiv zu bewerten, eine verkürzte MDK-Prüfung oder bessere Noten sind angesichts der noch nicht vereinbarten *Maßstäbe und Grundsätze zur Sicherung und Weiterentwicklung der Pflegequalität* nicht in jedem Fall zu erwarten. Die in Kapitel 5 aufgezeigten ersten Erfahrungen mit dem neuen Prüfverfahren des MDK zeigen keine grundlegende Änderung in Bezug auf eine reine Negativ- und Dokumentenprüfung. Mangels nicht vorhandener Messinstrumente zur Ergebnis- und Lebensqualität ist die Stützung der MDK-Prüfer auf die Dokumentation auch nicht weiter verwunderlich. Es wäre jedoch wünschenswert gewesen, wenn der häufig durch die Verantwortlichen im Pflegemanagement genannte Vorwurf der Negativprüfung durch eine gemeinsame Entwicklung der Ausfüllhilfe für die Prüfer entgegengewirkt worden wäre. So wird die von den Leistungserbringern beklagte Beschneidung der Mitspracherechte bei der Gestaltung der PTVS die Gerichte weiterhin beschäftigen. Dies ist insofern bedauerlich, da der Gesetzgeber bewusst die Eigenverantwortung bzw. Selbstverwaltung der an der Erstellung der PTVS Beteiligten stärken wollte. Der weite Ermessensspielraum der MDK-Prüfer und die subjektive Beurteilung einzelner Kriterien werden von den Verantwortlichen im Pflegemanagement ebenfalls bemängelt. Diese Aussagen bestätigt auch die Analyse von drei ausgewählten Transparenzkriterien, die für diese Bachelorarbeit in Kapitel 6 ausgewählt wurden. So lassen sich die ausgewählten Kriterien nicht eindeutig mit erfüllt oder nicht-erfüllt beantworten. Es ist nicht verwunderlich das sich die Leistungserbringer gerichtlich gegen die Veröffentlichung von Pflegenoten wehren. Offensichtlich werden die Transparenzkriterien dem Anspruch des Gesetzgebers die Qualität eines Altenheimes in Bezug auf Pflege und medizinische Versorgung, Umgang mit demenzkranken Bewohnern, Soziale Betreuung und Alltagsgestaltung sowie Wohnen, Verpflegung, Hauswirtschaft und Hygiene messen und vergleichbar zu machen, nicht gerecht. Der Autor nimmt nicht für sich in Anspruch diesen Zusammenhang durch die Analyse von nur drei Transparenzkriterien hergestellt zu haben, verweist aber an dieser Stelle auf das Gutachten von Prof. Macellus Bonato zu den Pflegenoten im Auftrag der Diakonie Rheinland-Westfalen-Lippe, das ebenfalls diesen Zusammenhang benennt (vgl. Bonato 2010). Der von den Leistungserbringern geäußerte Zeit- und Personalaufwand bei den Prüfungen stellt die Frage, ob dieser Aufwand angesichts eines Instrumentes, das nicht die Ergebnis- u. Lebensqualität wie vom Gesetzgeber gefordert, messen kann gerechtfertigt ist.

8 Fazit

Die Forderungen aus der Öffentlichkeit nach mehr Transparenz in der Pflege sind angesichts der immer wieder zitierten Pflegeskandale verständlich und nachvollziehbar. Sinnvoll ist nach Meinung des Autors die nun jährlich durchgeführten Regelprüfungen des MDK. Das von den Vertragsparteien entworfenen neue Instrument der Qualitätsprüfungen durch den MDK hat jedoch einen Geburtsfehler. Der vom Gesetzgeber geforderte Schwerpunkt der Qualitätsprüfungen auf der Ergebnisqualität kann aufgrund bisher nicht vorhandener Messinstrumente nicht eingehalten werden. So bleibt es bei einer dokumentengestützten Überprüfung der Pflegequalität, weshalb sich die Leistungserbringer gezwungen sehen, verstärkt Zeit und Personal in die Erfüllung der Anforderungen des MDK, insbesondere der Erfüllung der Pflegetransparenzkriterien zu investieren. Diese zeitlichen und personellen Ressourcen stehen dann nicht mehr für die Betreuung der Pflegebedürftigen zur Verfügung. Durch die immense Bedeutung der Transparenzkriterien, die den Ruf und die Existenzgrundlage von Altenheimen beeinträchtigen kann, richten bereits viele Leistungserbringer ihre Qualitätsbestrebungen einseitig auf die Pflegetransparenzkriterien aus. Dabei besteht die Gefahr dass die Qualität, die beim Verbraucher ankommt und vor allem wahrgenommen wird, aus den Augen verloren wird. Zuwendung und die Beziehungsgestaltung zwischen dem Pflegebedürftigen und den Mitarbeitern bilden die MDK-Prüfungen und Transparenzberichte in Form der Noten nicht ab. Die Leistungserbringer sollten weiterhin das Thema der Qualitätsentwicklung konstruktiv zusammen mit den Kostenträgern und dem MDK aufgreifen und überlegen, ob das festgelegte Instrumentarium der Transparenzberichte den gesetzlichen Bestimmungen gerecht wird. Die bisher veröffentlichen Transparenzberichte suggerieren den Verbrauchern ein Bild von Qualität, deren Entstehung – in diesem Falle die Note - für sie nicht nachvollziehbar ist. Die Leistungserbringer sehen in der Ausfüllhilfe für den Prüfer einen zu großen Interpretationsspielraum. Dies kann bei einer Fehlinterpretation des Prüfers bei den Verbrauchern ebenfalls zu Fehlinterpretationen im Sinne einer nicht sachgerechten Pflege o. ä führen und letztendlich der Vorurteilsbildung dienen und zur Verbreitung von Falschaussagen führen. Der Autor begrüßt die Bestrebungen die Qualität von Altenheimen transparent zu machen, jedoch sollte der eingeschlagene Weg einer Notenvergabe grundsätzlich noch einmal überdacht werden, da dem Autor der Aufwand im Vergleich zum Ergebnis zu hoch erscheint.

9 Literaturverzeichnis

Blinkert, B. & Klie, T. (1999). *Pflege im sozialen Wandel* (1. Auflage).
  Hannover: Vincentz.

Böhme, H. & Müller H. (2009). *Die neue MDK-Prüfung* (1. Auflage).
  Kissing: Weka.

Bonato, M. (2010). *Kritik an der Methodik der Pflege-Transparenzberichte. Gutachterliche*
  Stellungnahme [Internet]. Verfügbar unter: http://www.diakonie-
  rwl.de/cms/media//pdf/arbeitsbereiche/leben_im_alter/stationaere_altenpflege/positione
  n/20100506Gutachten-Pflegenoten_DiakonieRWL.pdf [28.06.10]

Breitscheitel, M. (2007). *Abgezockt und Totgepflegt. Alltag in deutschten Pflegeheimen*
  (1. Auflage). Berlin: Ullstein.

Bundesanzeiger (2010) [Internet].
  Verfügbar unter: http://bundesanzeiger.de/evidenzzentrale/bundesanzeiger-
  papierausgabe/
  [25.06.10]

Bundesrats-Drucksache 63/10 (2010) [Internet]. Verfügbar unter: http://www.umwelt-
  online.de/PDFBR/2010/0063_2D10.pdf [25.06.2010]

CBT (2010). Presseerklärung vom 21.01.2010 [Internet]. Verfügbar unter: http://www.cbt-
  gmbh.de/content/_artikel/presse/10_klage_pflegenoten.html [29.06.10]

Daneke, S. (2010). Noten sollen die Pflege transparenter machen. *Die Schwester/Der Pfleger*
  5/2010, S. 468.

DBfK (2009). DBfK zum QPR-Entwurf [Internet]. Verfügbar unter:
  http://www.dbfk.de/download/download/DBfK_Stena-zum-QPR-
  Entwurf_2009_05_29.pdf [28.06.10]

DBfK (2010). Presseerklärung vom 09.03.2010 [Internet]. Verfügbar unter:

> http://www.dbfk.de/pressemitteilungen/wPages/index.php?action=showArticle&article
> =DBfK-fordert-Sorgfalt-bei-Korrektur-der-Pflege-
> Transparenzvereinbarungen_1.php&navid= [29.06.10]

Fachtagung Diakonie Rheinland-Westfalen-Lippe e.V: „Schaffen Pflegenoten Transparenz?"
> [Internet]. Verfügbar unter: http://www.diakonie-rwl.de [28.06.10]

GKV Spitzenverband (2010a). Fragen und Antworten zu den Pflegenoten, S. 3 [Internet].
> Verfügbar unter:
> http://www.pflegenoten.de/upload/FragenAntworten_Pflegenoten_090310_6911.pdf

GKV (2010b). Presseerklärung vom 09.06.2010 [Internet]. Verfügbar unter: http://www.gkv-
> spitzenverband.de/upload/2010-06-09_Pflegenoten_weiter_entwickeln_13661.pdf
> [29.06.10]

GKV Spitzenverband (2010). Veröffentlichung der Pflegenoten [Internet]. Verfügbar unter:
> http://www.pflegenoten.de/Veroeffentlichungen_Uebersicht.gkvnet [26.06.10]

GKV Spitzenverband (2010). Veröffentlichung der Pflegenoten am Beispiel Altenheim
> [Internet]. Verfügbar unter:
> http://www.pflegenoten.de/Veroeffentlichung_Bsp_Heime.gkvnet [26.06.10]

GKV (2010). Das Informationsportal rund um die Pflegenoten [Internet]. Verfügbar unter:
> http://www.pflegenoten.de/Home.gkvnet [26.06.2010]

GKV (2010). Beispiel für eine Veröffentlichung –Pflegeheim- Qualitätsbereich 1-5, Struktur-
> und Leistungsdaten der Einrichtung [Internet]. Verfügbar unter:
> http://www.pflegenoten.de/upload/Pflegekarte45_station%C3%A4r_600px_2_6738.jpg
> http://www.pflegenoten.de/upload/Pflegekarte45_station%C3%A4r_600px_3_6739.jpg
> http://www.pflegenoten.de/upload/Pflegekarte45_station%C3%A4r_600px_4_6740.jpg
> http://www.pflegenoten.de/upload/Pflegekarte45_station%C3%A4r_600px_5_6724.jpg
> http://www.pflegenoten.de/upload/Pflegekarte45_station%C3%A4r_600px_6_6741.jpg
> http://www.pflegenoten.de/upload/Pflegekarte45_station%C3%A4r_600px_7_6742.jpg

http://www.pflegenoten.de/upload/Pflegekarte45_station%C3%A4r_600px_8_6744.jpg

http://www.pflegenoten.de/upload/Pflegekarte45_station%C3%A4r_600px_9_6743.jpg

http://www.pflegenoten.de/upload/Pflegekarte45_station%C3%A4r_600px_10_6723.
jpg
[03.07.10]

Görres, S. & Hasseler, M. (2009). *Gutachten zu den MDK-Qualitätsprüfung und den*
Qualitätsberichten im Auftrag der Hamburgischen Pflegegesellschaft e. V in IPP-
Schriften; (Ausgabe 2) [Internet]. Verfügbar unter: http://www.ipp.uni-
bremen.de/downloads/ippschriften/ipp_schriften02.pdf [29.06.10]

Klie, T. (2010a). Über Sinn und Unsinn der Noten. *Altenheim: Lösungen fürs Management*
3/2010, S. 66-68.

Koch-Straube, U. (1997). *Fremde Welt Pflegeheim. Eine ethnologische Studie.* (1. Auflage).
Bern: Huber.

Klie, T. (2010b). Gericht erklärt Veröffentlichung von Transparenzberichten und Noten für
unzulässig. *Altenheim: Lösungen fürs Management 2/2010*, S. 62.

MDK (2010). Ihre Perspektive: Pflegefachliche Gutachterin/Pflegefachlicher Gutachter beim
MDK, *S. 3* [Internet]. Verfügbar unter:
http://www.mdk.de/media/pdf/Folder_Pflegefachkraefte(1).pdf [30.06.10]

Meffert, H. & Bruhn, M. (2010). *Dienstleistungsmarketing* (4. Auflage). Wiesbaden: Gabler.

MDS (2007). 2. Bericht des MDS über die Qualität der ambulanten und stationären Pflege
[Internet]. Verfügbar unter: http://www.mds-
ev.de/media/pdf/Zweiter_Bericht_des_MDS.pdf [25.06.2010]

MDS (2008). Presseerklärung vom 20.02.2008 [Internet]. Verfügbar unter: http://www.mds-
ev.de/2214.htm [28.06.10]

MDS (2009). Presseerklärung vom 08.10.2009 [Internet]. Verfügbar unter: http://www.mds-
ev.de/3342.htm [29.06.10]

MDS (2010a). Evaluation der Transparenzvereinbarungen. Abschlussbericht Quantitative und
qualitative Auswertung der Transparenzergebnisse der Medizinischen Dienste für die
stationäre und ambulante Pflege. [Internet]. Verfügbar unter: http://www.mds-
ev.de/media/pdf/100216_Abschlussbericht_Transparenz_FINAL.pdf [28.06.10]

MDS (2010b). Presseerklärung vom 12.01.2010 [Internet]. Verfügbar unter: http://www.mds-
ev.de/3403.htm [28.06.2010]

Müller, H. (2001). *Arbeitsorganisation in der Altenpflege* (1. Auflage).Hannover: Schlütersche.

Mummendey, H.D. (1999). *Die Fragebogenmethode* (3. Auflage). Göttingen: Hofgreve.

o. V (2007). Schlechte Versorgung – Prüfbericht offenbart katastrophale Zustände bei der
Pflege. *Der Spiegel* [Internet]. Verfügbar unter:
http://www.spiegel.de/politik/deutschland/0,1518,503076,00.html [25.06.10]

Peters, A. & Vogt, V. (2009). *Schulnote eins* (1. Auflage). Hannover: Vincentz.

Pfaff, H. (2010). Der Pflegemarkt 1999 bis 2007 – Ergebnisse der Pflegestatistik.
Unveröffentlichte Vortragsfolien von der Tagung „Pflege be(ob)achten" an der
Fachhochschule Münster in Kooperation mit dem Statistischen Bundesamt in Münster
am 10.03.2010.

Pfannkuch, H. (2010). Transparenzberichte. Die Kultivierung des Absurden. DEVAP impuls
1/10 S. 7. [Internet]. Verfügbar unter:
http://www.devap.de/fileadmin/user_upload/dateien/devap_impuls/devap_impuls_1_10
web.pdf [29.06.10]

Pick, P. & Hasseler, M. (2008). Sind die Prüfberichte des MDK aussagekräftig? *Altenpflege:
Vorsprung durch Wissen 5/2008*, S. 39.

Pick, P. (2010). Pflegetransparenzvereinbarung – Ergebnisse und Erfahrungen.
Unveröffentlichte Vortragsfolien von der Fachtagung der Diakonie Rheinland-
Westfalen-Lippe e. V.: „Schaffen Pflegenoten Transparenz?"

QPR (2009). Richtlinien des GKV-Spitzenverbandes über die Prüfungen der in der
Pflegeeinrichtung erbrachten Leistungen und deren Qualität nach § 114 SGB XI (QPR)
[Internet]. Verfügbar unter: http://www.mds-ev.de/media/pdf/2010-02-16-MDK-
Anleitung_stationaer.pdf [28.06.10]

QPR (2009). Richtlinien des GKV-Spitzenverbandes über die Prüfungen der in der
Pflegeeinrichtung erbrachten Leistungen und deren Qualität nach § 114 SGB XI (QPR)
– MDK-Anleitung stationär, S. 3, S. 202 [Internet]. Verfügbar unter: http://www.mds-
ev.de/media/pdf/2010-02-16-MDK-Anleitung_stationaer.pdf [28.06.10]

Richter, R. & Becker, B. (2009). *Transparenzberichte in der Pflege – Durchblick oder noch
mehr Risiko?* (1. Auflage) Bonn: Pro PflegeManagement.

Richter, R. (2010). Ist die Veröffentlichung der Transparenzberichte verfassungswidrig?
Unveröffentlichte Vortragsfolien von der Fachtagung der Diakonie Rheinland-
Westfalen-Lippe e.V.: „Schaffen Pflegenoten Transparenz?"

Richter, R. & Hoffer, H. (2010). Die aktuellen Rechtssprechungen stärken die Positionen der
Träger. *Altenheim: Lösungen fürs Management 5/2010*, S. 34-36.

Richter, R. & Wipp, M. (2010). *Praxishandbuch Qualitätsprüfungen, Qualität weiterentwickeln
– Prüfergebnisse verbessern.* (1. Auflage). Hannover: Vincentz.

Sozialgesetzbuch (2010). Bücher I – XII (38. Auflage). München: dtv.

Seniorenpark Münsterland (2010). Veröffentlichung der Prüfergebnisse [Internet]. Verfügbar
unter: http://www.seniorenpark-muensterland.de/pruefergebnisse.php [26.06.10]

Schäufele, M. & Weyerer S. (2009). Wo bleibt der Arzt? *Altenheim: Lösungen fürs
Management 7/2009*, S. 14-18.

Schönberg, F. (2005). Qualitätssicherung und Nutzerperspektive in stationären Einrichtungen:
Möglichkeiten und Grenzen von Bewohnerbefragungen. Unveröffentlichte
Dissertationsschrift zur Erlangung des Doktorgrades Dr. phil. im Fachbereich 12
Erziehungswissenschaften und Soziologie der Universität Dortmund

Schönlau, K. (2010). Transparenzberichte in der Praxis. Unveröffentlichte Vortragsfolien von der Fachtagung der Diakonie Rheinland-Westfalen-Lippe e. V.: „Schaffen Pflegenoten Transparenz?"

Schütte, F. (2008). Die MDK-Prüfungen sind methodisch fragwürdig. *Altenheim: Lösungen fürs Management 9/2008*, S. 27.

Schumacher, J., Klaiberg, A. & Brähler, E. (2003). *Diagnostische Verfahren zu Lebensqualität und Wohlbefinden.* Göttingen: Hogrefe.

Umlauf, P. (2010) Mangelhaft oder sehr gut? Kritik der Caritas am „Pflegelotsen" nimmt auch Bezug auf die Ochtruper Seniorenheime, *Münstersche Zeitung vom 28.01.2010*

10 Anhang

Seniorenresidenz „Sicherer Anker" Seestraße 9, 12345 Hafenstadt		**Prüfinstitution: MDK Nordrhein**

Qualitätsbereich 1
Pflege und medizinische Versorgung

Nr.	Kriterium (In Klammern ist die Anzahl der pflegebedürftigen Menschen angegeben, bei denen dieses Kriterium geprüft werden konnte.)	Ergebnis (Note)
1	Ist bei Bedarf eine aktive Kommunikation mit dem Arzt nachvollziehbar? (10)	3,4
2	Entspricht die Durchführung der behandlungspflegerischen Maßnahmen den ärztlichen Anordnungen? (10)	4,1
3	Entspricht die Medikamentenversorgung den ärztlichen Anordnungen? (10)	2,7
4	Ist der Umgang mit Medikamenten sachgerecht? (10)	2,7
5	Sind Kompressionsstrümpfe/-verbände sachgerecht angelegt? (3)	2,9
6	Wird das individuelle Dekubitusrisiko erfasst? (10)	3,4
7	Werden erforderliche Dekubitusprophylaxen durchgeführt? (5)	3,4
8	Sind Ort und Zeitpunkt der Entstehung der chronischen Wunde/des Dekubitus nachvollziehbar? (2)	4,1
9	Erfolgt eine differenzierte Dokumentation bei chronischen Wunden oder Dekubitus (aktuell, Verlauf nachvollziehbar, Größe, Lage, Tiefe)? (2)	4,1
10	Basieren die Maßnahmen zur Behandlung der chronischen Wunden oder des Dekubitus auf dem aktuellen Stand des Wissens? (2)	4,1
11	Werden die Nachweise zur Behandlung chronischer Wunden oder des Dekubitus (z. B. Wunddokumentation) ausgewertet und die Maßnahmen ggf. angepasst? (2)	4,1
12	Erhalten Bewohner mit chronischen Schmerzen die verordneten Medikamente? (4)	2,3

Abbildung 6: *Beispiel für eine Veröffentlichung -Pflegeheim-(Qualitätsbereich 1-Teil 1) GKV-Spitzenverband 2010*

13	Werden individuelle Ernährungsressourcen und Risiken erfasst? (10)	5,0
14	Werden erforderliche Maßnahmen bei Einschränkungen der selbständigen Nahrungsversorgung durchgeführt? (5)	1,9
15	Ist der Ernährungszustand angemessen im Rahmen der Einwirkungsmöglichkeiten der Einrichtung? (10)	2,7
16	Werden individuelle Ressourcen und Risiken bei der Flüssigkeitsversorgung erfasst? (10)	4,1
17	Werden erforderliche Maßnahmen bei Einschränkungen der selbständigen Flüssigkeitsversorgung durchgeführt? (3)	2,9
18	Ist die Flüssigkeitsversorgung angemessen im Rahmen der Einwirkungsmöglichkeiten der Einrichtung? (3)	2,9
19	Wird bei Bewohnern mit Ernährungssonden der Geschmackssinn angeregt? (5)	3,4
20	Erfolgt eine systematische Schmerzeinschätzung? (4)	4,1
21	Kooperiert das Pflegeheim bei Schmerzpatienten eng mit dem behandelnden Arzt? (3)	2,9
22	Werden bei Bewohnern mit Inkontinenz bzw. mit Blasenkatheter die individuellen Ressourcen und Risiken erfasst? (4)	2,3
23	Werden bei Bewohnern mit Inkontinenz bzw. mit Blasenkatheter die erforderlichen Maßnahmen durchgeführt? (4)	2,3
24	Wird das individuelle Sturzrisiko erfasst? (10)	4,8
25	Werden Sturzereignisse dokumentiert? (4)	2,3
26	Werden erforderliche Prophylaxen gegen Stürze durchgeführt? (10)	4,1
27	Wird das individuelle Kontrakturrisiko erfasst? (10)	5,0
28	Werden die erforderlichen Kontrakturprophylaxen durchgeführt? (4)	4,1
29	Liegen bei freiheitseinschränkenden Maßnahmen Einwilligungen oder Genehmigungen vor? (3)	2,9

Abbildung 7: *Beispiel für eine Veröffentlichung -Pflegeheim- (Qualitätsbereich 1-Teil 2) GKV-Spitzenverband 2010*

30	Wird die Notwendigkeit der freiheitseinschränkenden Maßnahmen regelmäßig überprüft? (2)	4,1
31	Wird die erforderliche Körperpflege den Bedürfnissen und Gewohnheiten des Bewohners entsprechend durchgeführt? (10)	3,4
32	Wird die erforderliche Mund- und Zahnpflege den Bedürfnissen und Gewohnheiten des Bewohners entsprechend durchgeführt? (10)	3,4
33	Wird die Pflege im Regelfall von denselben Pflegekräften durchgeführt? (10)	2,7
34	Werden die Mitarbeiter/innen regelmäßig in Erster Hilfe und Notfallmaßnahmen geschult?	1,0
35	Existieren schriftliche Verfahrensanweisungen zu Erster Hilfe und Verhalten in Notfällen?	1,0
	Bewertungsergebnis für den Qualitätsbereich	**3,5***

* Die Bereichsnote ergibt sich aus den Mittelwerten der Punktebewertung der Einzelkriterien.

Abbildung 8: *Beispiel für eine Veröffentlichung -Pflegeheim- (Qualitätsbereich 1-Teil 3) GKV-Spitzenverband 2010*

Seniorenresidenz „Sicherer Anker" Seestraße 9, 12345 Hafenstadt		Prüfinstitution: MDK Nordrhein

Qualitätsbereich 2
Umgang mit demenzkranken Bewohnern

Nr.	Kriterium (In Klammern ist die Anzahl der pflegebedürftigen Menschen angegeben, bei denen dieses Kriterium geprüft werden konnte.)	Ergebnis (Note)
36	Wird bei Bewohnern mit Demenz die Biographie des Heimbewohners beachtet und bei der Tagesgestaltung berücksichtigt? (5)	5,0
37	Werden bei Bewohnern mit Demenz Angehörige und Bezugspersonen in die Planung der Pflege einbezogen? (5)	5,0
38	Wird bei Bewohnern mit Demenz die Selbstbestimmung in der Pflegeplanung berücksichtigt? (5)	5,0
39	Wird das Wohlbefinden von Bewohnern mit Demenz im Pflegealltag ermittelt und dokumentiert und werden daraus Verbesserungsmaßnahmen abgeleitet? (5)	5,0
40	Sind zielgruppengerechte Bewegungs- und Aufenthaltsflächen vorhanden (auch nachts)?	1,0
41	Sind gesicherte Aufenthaltsmöglichkeiten im Freien vorhanden?	1,0
42	Gibt es identifikationserleichternde Milieugestaltung in Zimmern und Aufenthaltsräumen?	5,0
43	Wird mit individuellen Orientierungshilfen, z. B. Fotos, gearbeitet?	1,0
44	Werden dem Bewohner geeignete Angebote gemacht, z. B. zur Bewegung, Kommunikation oder zur Wahrnehmung? (5)	4,8
45	Gibt es bedarfsgerechtes Speisenangebot für Bewohner mit Demenz?	1,0
	Bewertungsergebnis für den Qualitätsbereich	**4,5***

* Die Bereichsnote ergibt sich aus den Mittelwerten der Punktebewertung der Einzelkriterien.

Abbildung 9: *Beispiel für eine Veröffentlichung -Pflegeheim- (Qualitätsbereich 2) GKV-Spitzenverband 2010*

Qualitätsbereich 3
Soziale Betreuung und Alltagsgestaltung

Nr.	Kriterium (In Klammern ist die Anzahl der pflegebedürftigen Menschen angegeben, bei denen dieses Kriterium geprüft werden konnte.)	Ergebnis (Note)
46	Werden im Rahmen der sozialen Betreuung Gruppenangebote gemacht?	5,0
47	Werden im Rahmen der sozialen Betreuung Einzelangebote gemacht?	1,0
48	Veranstaltet das Pflegeheim jahreszeitliche Feste?	1,0
49	Gibt es Aktivitäten zur Kontaktaufnahme/Kontaktpflege mit dem örtlichen Gemeinwesen?	1,0
50	Gibt es Maßnahmen zur Kontaktpflege zu den Angehörigen?	1,0
51	Sind die Angebote der sozialen Betreuung auf die Struktur und Bedürfnisse der Bewohner ausgerichtet?	1,0
52	Gibt es Hilfestellungen zur Eingewöhnung in die Pflegeeinrichtung (z. B. Bezugspersonen, Unterstützung bei der Orientierung, Integrationsgespräch nach 6 Wochen)?	5,0
53	Wird die Eingewöhnungsphase systematisch ausgewertet?	5,0
54	Gibt es ein Angebot zur Sterbebegleitung auf der Basis eines Konzeptes?	5,0
55	Verfügt die Pflegeeinrichtung über ein Beschwerdemanagement?	1,0
	Bewertungsergebnis für den Qualitätsbereich	**3,4***

* Die Bereichsnote ergibt sich aus den Mittelwerten der Punktebewertung der Einzelkriterien.

Abbildung 10: *Beispiel für eine Veröffentlichung -Pflegeheim- (Qualitätsbereich 3) GKV-Spitzenverband 2010*

Qualitätsbereich 4
Wohnen, Verpflegung, Hauswirtschaft und Hygiene

Nr.	Kriterium (In Klammern ist die Anzahl der pflegebedürftigen Menschen angegeben, bei denen dieses Kriterium geprüft werden konnte.)	Ergebnis (Note)
56	Ist die Gestaltung der Bewohnerzimmer z. B. mit eigenen Möbeln, persönlichen Gegenständen und Erinnerungsstücken sowie die Entscheidung über ihre Platzierung möglich?	1,0
57	Wirken die Bewohner an der Gestaltung der Gemeinschaftsräume mit?	5,0
58	Ist der Gesamteindruck der Einrichtung im Hinblick auf Sauberkeit und Hygiene gut? (z. B. Optische Sauberkeit, Ordnung, Geruch)	1,0
59	Kann der Zeitpunkt des Essens im Rahmen bestimmter Zeitkorridore frei gewählt werden?	1,0
60	Wird Diätkost, z. B. für Menschen mit Diabetes, angeboten?	1,0
61	Ist die Darbietung von Speisen und Getränken an den individuellen Fähigkeiten der Bewohner orientiert (z. B. wird die Nahrung nur bei tatsächlicher Notwendigkeit klein geschnitten oder als passierte Kost serviert)?	5,0
62	Wird der Speiseplan in gut lesbarer Form bekannt gegeben?	1,0
63	Orientieren die Portionsgrößen sich an den individuellen Wünschen der Bewohner?	1,0
64	Werden Speisen und Getränke in für die Bewohner angenehmen Räumlichkeiten und entspannter Atmosphäre angeboten?	5,0
	Bewertungsergebnis für den Qualitätsbereich	**2,9***

* Die Bereichsnote ergibt sich aus den Mittelwerten der Punktebewertung der Einzelkriterien.

Abbildung 11: *Beispiel für eine Veröffentlichung -Pflegeheim- (Qualitätsbereich 4) GKV-Spitzenverband 2010*

Qualitätsbereich 5
Befragung der Bewohner

Nr.	Kriterium (In Klammern ist die Anzahl der pflegebedürftigen Menschen angegeben, bei denen dieses Kriterium geprüft werden konnte.)	Ergebnis (Note)
65	Wird mit Ihnen der Zeitpunkt von Pflege- und Betreuungsmaßnahmen abgestimmt? (10)	1,9
66	Entscheiden Sie, ob Ihre Zimmertür offen oder geschlossen gehalten wird? (10)	1,9
67	Werden Sie von den Mitarbeitern motiviert, sich teilweise oder ganz selber zu waschen? (10)	1,6
68	Sorgen die Mitarbeiter dafür, dass Ihnen z. B. beim Waschen außer der Pflegekraft niemand zusehen kann? (10)	1,2
69	Hat sich für Sie etwas zum Positiven geändert, wenn Sie sich beschwert haben? (3)	2,3
70	Entspricht die Hausreinigung Ihren Erwartungen? (10)	1,6
71	Können Sie beim Mittagessen zwischen verschiedenen Gerichten auswählen? (10)	1,2
72	Sind die Mitarbeiter höflich und freundlich? (10)	1,2
73	Nehmen sich die Pflegenden ausreichend Zeit für Sie? (10)	1,6
74	Fragen die Mitarbeiter der Pflegeeinrichtung Sie, welche Kleidung Sie anziehen möchten? (10)	1,2
75	Schmeckt Ihnen das Essen i. d. R.? (10)	3,2
76	Sind Sie mit den Essenszeiten zufrieden? (10)	1,8
77	Bekommen Sie Ihrer Meinung nach jederzeit ausreichend zuzahlungsfrei zu trinken angeboten? (10)	1,1

Abbildung 12: *Beispiel für eine Veröffentlichung -Pflegeheim- (Qualitätsbereich 5-Teil 1)*
GKV-Spitzenverband 2010

78	Entsprechen die sozialen und kulturellen Angebote Ihren Interessen? (10)	2,3
79	Wird Ihnen die Teilnahme an Beschäftigungsangeboten ermöglicht? (10)	1,1
80	Werden Ihnen Aufenthaltsmöglichkeiten im Freien angeboten? (10)	3,2
81	Können Sie jederzeit Besuch empfangen? (10)	1,2
82	Erhalten Sie die zum Waschen abgegebene Wäsche zeitnah, vollständig und in einwandfreiem Zustand aus der Wäscherei zurück? (10)	1,3
	Bewertungsergebnis für den Qualitätsbereich	**1,6***

* Die Bereichsnote ergibt sich aus den Mittelwerten der Punktebewertung der Einzelkriterien.

Abbildung 13: *Beispiel für eine Veröffentlichung -Pflegeheim- (Qualitätsbereich 5-Teil 2) GKV-Spitzenverband 2010*

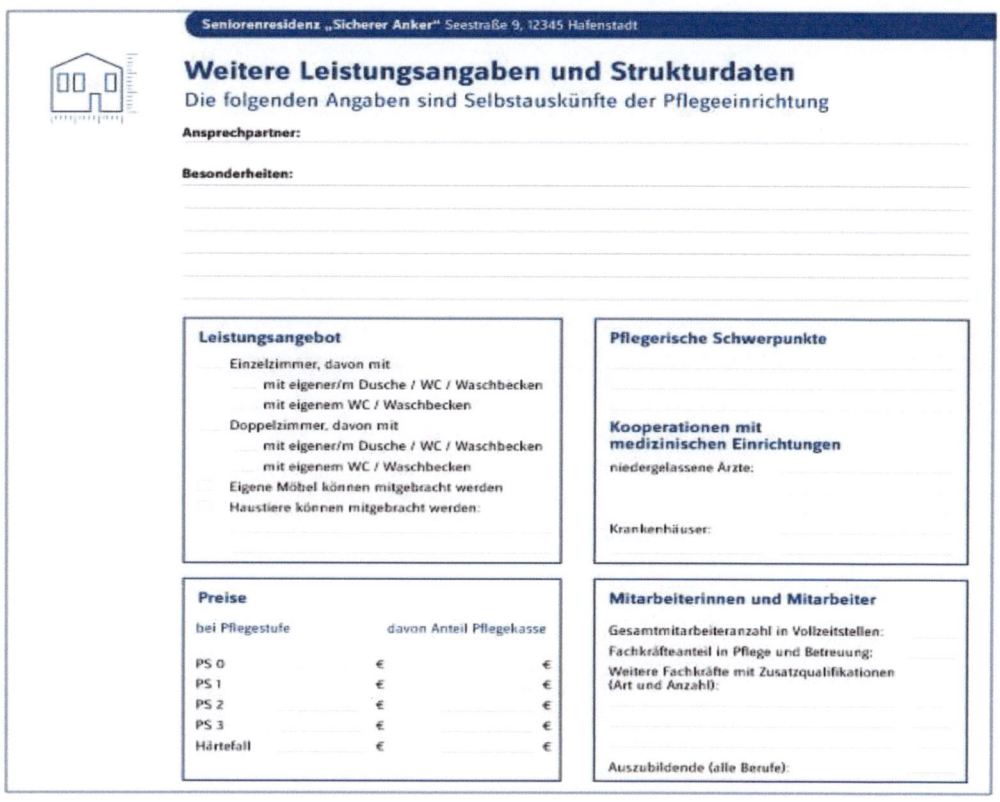

Abbildung 14: *Beispiel für eine Veröffentlichung -Pflegeheim- (Struktur- und Leistungsdaten der Einrichtung) GKV-Spitzenverband 2010*